フランス人はなぜ好きなものを食べて太らないのか

ミレイユ・ジュリアーノ
羽田詩津子＝訳

フランス人はなぜ好きなものを食べて太らないのか　もくじ

＊本文中の表記・表現は、原則として単行本発刊時のままとなっています。

付録 収録レシピ一覧

イラスト　朝野ペコ

食事よりも大切なものは何か？
きわめて鈍感な遊び人の男女は、
食事をする際の儀式的な手順を
礼拝の掟のようにみなしていないだろうか？
あらゆる文明は、その念入りな食事の準備に
はっきりと現れているのではないだろうか？
その準備によって、荒れ狂う食欲に対する
精神の勝利を神聖なものにしているのだ。

――ヴァレリー

はじめに

――フランス女性は太らない

年に三〇〇回の外食でも太らない

フランス文化における、ある驚異の事実を、おそらくみなさんはご存じないだろう。すなわち「フランス女性は太らない」ということである。

わたしは医者でも生理学者でも心理学者でも栄養学者でもない。だが、フランスで生まれ育ち、鋭い目で、生涯にわたってフランス人を観察してきた。さらに、食欲旺盛だ。どんな規則にも例外はあるが、大半のフランス女性はわたしのように大食漢である。つまり、好きなだけ食べ、太らないのだ。それはなぜだろう？

進化の過程で、ほっそりした女性の遺伝子が新たに作られたのだろうか？　そうではないと思う。フランス女性はある手法――磨き上げられたコツ――を会得しているのだ。

わたしは生まれたときからそれを仕込まれ、子供時代も一〇代のときも、母に教えられたことのおかげで幸福に過ごしたが、思春期のある一時期、その働きが停止したことがあった。交換留学生としてアメリカで過ごしたとき、まったく思いもかけない不幸に見舞われたのだ。体重一〇キロ増加という不幸だ。幸い、助力を得ることができた。いまだにドクター・奇跡《ミラクル》と呼んでいるかかりつけの医者のおかげだ。彼は代々受けつがれているフランスの食習慣の英知をわたしに改めて認識させ、以前の体型をとりもどさせてくれた。

現在、わたしはほとんどアメリカで暮らし、仕事をしている（アメリカ人であることとフランス人であることとの最良の部分を体現していると信じている）。大学卒業後数年してアメリカに渡って、国連の通訳として働き、さらにフランス政府のために、フランスの食べ物とワインを宣伝する仕事をした。やがて、すばらしいアメリカ人と結婚して、ついに共同生活というものを知ることになった。

一九八四年に、それ以降、ふたつの文化のはざまで生きることになる転機があった。一七七二年に設立された由緒あるシャンパーニュ・メゾン（シャンパンの生産・販売会社）ヴーヴ・クリコが、ヴーヴ・クリコのシャンパンと他のすばらしいワインを販売するために、アメリカに子会社を作るという英断を下したのだ。まもなく、初期の従業員だったわたしは、一八六六年に亡くなったマダム・クリコ以来、社内でもっとも地位の高い女性になった。現在は高級品のLVMH（モエ ヘネシー・ルイ ヴィトングループ）の傘下に入ったヴーヴ・クリコの米国現地法人クリコの最高経営責任者《CEO》であり、モエ・ヘネシーの役員を兼任している（二〇〇四年当時。現在は退職して文筆業）。

そのあいだじゅう、わたしは大半のフランス女性が自然にやっていることを実践してきた。しかも、長年にわたって通常では考えられないような危険に直面していた。大げさではなく、レストランで年に三〇〇回ぐらい食事することを仕事上求められるのだ。わたしはそれを二〇年間こなしてきて、常にかたわらにはワインかシャンパンのグラスがあった。しかもフルコースの食事だ。わたしだけチコリのサラダと微発泡のミネラルウォーターという簡単な食事ですますわけにはいかない。それでも繰り返しておこう。わたしは太りすぎでも不健康でもない。この本では、わたしがいかにそれをやり遂げたか、さらに重要なのは、あなたもいかにやり遂げることができるかを解説するつもりである。その前にまず、意外な事実を申し上げておこう。過激で苦しいダイエットをしても、半数以上の女性が、安定した健康的な体重を維持することができないということだ。

過激なダイエットは続かない

アメリカの大半のダイエット本は過激なプログラムにのっとっている。かたやフランスでは、過激主義は流行《はや》らなかった。アメリカでは異なった哲学、すなわち、てっとりばやい解決策や極端な方策に惹かれる傾向がある。そういうダイエットは一時的には効果があるが、一生続けられるものではない。現実感を失い、本来の姿を見失い、自分の摂取カロリーがわからなくなってしまう。だからこそ、どうかよく聞いてほしい！　ダイエット本を捨てなさい！　イデオロギーも技術も必要ではない。必要なのは、フランス女性が身につけているものだ。つまり長年にわたって実証されてきた食べ物と生活に対するバランスのとれた関わり方なのだ。

最後にもうひとつ、こうした過激なプログラムは代謝の個人的な特質を無視している、ということを強調しておく。大半が男性によって書かれているので、女性の生理機能が男性とまったく異なることをほとんど認識していないのである。さらに女性の代謝は時とともに変化する。体重を減らすべき二五歳の女性は、五〇歳の女性とは異なる課題に直面するのだ。

わたしの話と教訓は誰にでも役立つものだが、この本は女性としての経験に基づき、おもに女性向けに書かれている。アメリカ女性だけではなく、仕事のプレッシャー、個人的ストレス、グローバリゼーション、二一世紀社会のありとあらゆる落とし穴に直面する先進国の女性たちに向けたものだ。具体的にいうと、人口の大きな割合を占めている、体重を一キロから一〇キロ落とす必要のある女性たちに語りかけている。それでも、この本はすべての年代の人々に役立つはずだし、それぞれが人生のさまざまな時期にあうように調整していただければと思う。具体的には生活に対する総合的なアプローチと、一人ひとりが自分にあわせて作っていく戦略と哲学を提案したい。さらに誰でも実践できるメニューと簡単なレシピをご紹介しよう。それらは、いかに行動するかの指針となるだろう。

鍵は「自分をだますこと」

さて、フランス女性の秘密とは何なのか？　すべての中年女性が二五歳のスタイルのまま、パリの大通りをそぞろ歩いていることをどう説明するのか？

まず最初に、フランス女性は、多くのアメリカ女性を悩ませている「体重」にやたらに怯えないということを申し上げておこう。アメリカのカクテルパーティーで耳にしたダイエットについての話題はどれもこれも、フランス女性の眉をひそめさせるものだった。フランスでは、初対面の相手とは「ダイエット」について話題にすることは絶対にない。

フランス女性はたっぷり食べていても、ほっそりした体型を保つことに喜びを感じる。かたや典型的なアメリカ女性は食べることを闘争とみなし、克服することに執念を燃やす。フランス女性は食事を抜いたり、食事代わりにやせる飲み物ですますことはしない。昼食には二、三品の料理を食べ、夕食にはさらに三品（ときには四品）の食事をとる。もちろん、ワインといっしょに。どうしたらそういうことができるのか？

そう、それがこれからお話ししたいことなのである。ヒントをひとつ。彼女たちは頭を使って食べるので、食べすぎたとか、うしろめたいとか感じながらテーブルを立つことはないのだ。

「より少なく」が、「より豊か」になりうることを知り、節制しながら何でも食べることができる方法を発見すること、それが鍵である。さらに摂取するカロリーに比例して、それ以上に大量の水を飲むことが大切だ。もはや炭鉱や農場で一日に一八時間労働することはないし、石器時代の採集狩猟生活は遠い過去の話だ。それでも、大半のアメリカ人は、生きるためではなく心理的な飢餓感を満たすために、必要とされる量よりも少なくとも一〇パーセントから三〇パーセント多く食べている。

大切なのは、自分の食欲を管理し、満足させること。その一方で、いかにして、いつ、何を減らすかを決めなくてはならない。新しいメニューを導入すれば、すばらしい満足感を味わえるだろう——たとえ全体的な摂取量は減ったとしても、喜びは増す——それによって、健康的な道を進んでいこうという意欲がわいてくるはずだ。このためには、もっとも基本的なフランスのルールを学ぶだけでいい。「自分をだますこと」である。

多くの栄養学者はきわめて常識的なやり方を推奨しているくせに、それをいかに実践するかを教えるとなると莫大な料金を要求する。ではフランス女性の秘訣を実践するためには、どのぐらいのコストがかかるのだろう？　コストの基準に照らせば、ごくわずかだ。わたしの手法は、文字どおりあらゆる女性の収入の範囲におさまっている。唯一の道具は、きわめて重要な最初の三カ月のあいだ、食べ物を量るための小さな秤《はかり》だけだ。もしわたしのプログラムにおいて重要な要素である「本物のヨーグルト」を食べたければ、ヨーグルトメーカーを買ってもいいかもしれない。さらに年齢が四〇歳を過ぎているなら、体力増強のためにダンベルを購入するべきだろう。それですべてである。

わたしはフランスで子供時代を送り、その後、若い女性のご多分にもれず体重と闘う経験をした。初めての肉体的な警告を受けて、わたしは伝統的なフランスの手法に助けを求めた。すなわち食べ物だけではなく、健康的な生活への「総合的なアプローチ」である。それを参考に、すべての読者に各自の「バランス」を見つけてほしいと思っている。そのまま実践できるような手法を提案するつもりだが、ひな型のような手法は紹介するつもりはない。すべてをあなたの好みによって、自分自身の肉体、スケジュール、環境、その他独自の個性を考慮し、変えてほしい。ここで強調したいのは、簡便さ、柔軟性、自分で実践することによる見返りだ。こうした微調整は、会ったこともない本の著者には決してできないものだ。

それでは、わたしが思春期の崩壊状態から抜けだすために頼り、その後何十年にもわたって効果を発揮し、役立ってきた手法をご紹介しよう。それが、あなたに手がかりを与えられたらうれしい。以下はひとつの完全なプログラムである。

第一段階　警報。昔から行われていることだが、三週間分の食べ物の一覧表を作る。食べているものをしっかりと眺める。それだけで、たった二日後には変化が表れてくる。

第二段階　体質改善。食べ物の正体を見極め、一時的にいくつかの食べ物の「犯人」を棚上げする。これには通常三カ月かかるが、一カ月で効果を発揮する場合もある。これは食事療法の訓練キャンプではなく、あなたの肉体を調整するチャンスにすぎない。規律はあるものの、この段階では、柔軟性がきわめて重要である。食事と活動の両面でいつものやり方を見直し、量よりも質を重視することが大切だ。続けて三日間ピザを食べるのはよくないが、土曜日にジムで三時間過ごすこともお勧めしない。五感で新しい食事習慣《ガストロノミー》（フランス語になる以前に、ギリシャ語で、「胃の規則」という意味だった）に順応しよう。

三カ月は短くないが、二度とする必要がないことに取り組むには長すぎる期間ではない。当然、多くの過激なダイエットが提唱している三・五キロの水分を排出するよりも、体のダイヤルをリセットするほうが時間がかかる。しかし、フランス流のやり方なので、楽しみはどっさり味わえるだろう。

第三段階　安定化。あなたの食べたいもののすべてが、適正な基準で再び食べられるようになる。あなたはすでに「バランス」をとりもどしていて、少なくとも体重減少の目標達成まで道半ばにさしかかっているはずだ。驚くべきことに、この時点で、好物をたくさん食べても体重の減少は続くし、すでに「バランス」のとれた状態にあればそれを維持することができる。

旬のものを食べること、そしてスパイスを利用することをぜひ実践していただきたい。これは強力な手段であり、想像されるほど手間はかからない。さらに、ひとつのテーマについて、フランスの技巧を凝らしたさまざまな種類のレシピをご紹介しよう。また、ひとつの料理からおいしくて簡単な別の三皿の料理を作り、時間とお金とカロリーを節約する方法もお教えしたい。

第四段階　その後の生涯。目標体重になり、安定したバランスを手に入れる。そうしたら、あとはただ改良していくだけだ。自分自身の肉体について熟知すれば、予想外の流れで何が起ころうとも、とりわけ、新たな人生の段階に入るときにも、どう修正したらいいかを心得ているはずだ。今やあなたの食生活の習慣は自分自身の嗜好と代謝にあわせて作られているので、シャネルのスーツのように、わずかな手直しをすれば一生涯役に立つ。今後はまったくちがう観点から食べることになるだろう。フランス女性に比肩する直感力も発揮できるはずだ。すなわち、新鮮さや香りを大切にし、盛りつけ、色、とりあわせが与えてくれる感覚的な喜びの世界への扉を開くだろう。そして、罰のためではなく、喜びのために行動するようになり、ディナーといっしょにグラス一杯のワインやチョコレートを楽しむことだろう。

栄養はもちろん重要であるが、健康的な生活は楽しくなければならないと思う。食べ物に関しては、極端な方法は必要ではない（肉体的に、感情的に、知的に、精神的に、経済的に）——ただバランス感覚だけが必要だ。そこには、わたしがフランス流の「禅」と呼ぶ要素が含まれている。それは短期間に簡単に学べるもので、どこででも実践できる。フランス人でさえ、人生は食べることだけではないと承知しているし、あなたもフランス人には他の気晴らしがあることを発見するだろう。たとえば愛や笑いだ。今こそ、「健康な精神は健康な体に宿る」というモンテーニュの洞察がこれまでになく意義があるとしっかり認識することが重要である。精神と体両方の健康を維持していくために、人生の喜び《ジョワ・ドゥ・ヴィーヴル》にまさるものはない。

さて、話を始めよう。

1　アメリカの生活

――わたしは太りすぎ

一年で一〇キロ！

わたしは自分を受け入れてくれた国アメリカを愛している。だがマサチューセッツ州の交換留学生だったとき、最初に学んだのは、チョコレートチップ・クッキーとブラウニーを愛することだった。そして、一〇キロ体重が増えた。

アメリカとの恋愛は、英語への愛から始まった。一一歳のとき学校で英語と出会った。英語はフランス文学の次にわたしの好きな授業で、英語教師に心底あこがれていた。その教師は一度も海外に行ったことがないのに、フランス訛どころか、イギリス訛すらなく英語をしゃべった。第二次世界大戦のあいだ、マサチューセッツ州ウェストン出身のハイスクールの教師といっしょに捕虜収容所にいたときに英語を学んだそうだ（おそらく勉強するための長い時間があったのだろう）。生きて収容所を出られたら、ハイスクールの上級生のために交換留学プログラムをしようと二人は約束した。

というわけで、毎年、アメリカからわたしたちの町に一人の生徒がやって来て、わたしたちの町の生徒がウェストンに行った。現在までその交換留学プログラムは続いていて、競争率は高い。

高校の最終学年のとき、わたしは交換留学プログラムに応募できる成績をとっていたが、興味はなかった。英語の教師か教授になる夢のために、早く地元の大学で勉強を始めたかったからだ。それに一八歳ではよくあることだが、町のある少年と激しい恋に落ちていると信じていた。友人の中で、ウェストンに行く本命と目されていたのはモニクだった。彼女は心から行きたがっていたうえ、クラスでもいちばん勉強ができた。

木曜日の朝（当時、木曜には学校がなかった）、自宅の戸口に英語教師が現れた。

モニクには資格が十分にあったが、両親が共産主義者だったので、アメリカに送りだすわけにいかなかったのである。英語教師はわたしを候補者として提案し、他の選考委員会のメンバーたちも了承した。だが、わたしは応募すらしていなかったので、教師は家までやって来て、アメリカに行かせるように両親を説得しようとした。父親は、一年も娘がアメリカに行くことを認めようとしなかっただろうが、ちょうど家にいなかった。たぶん、教師はそれを承知のうえで訪ねてきたのだろう。

ともあれ、教師はどうにか母親を賛同させることに成功した。あとの大変な仕事は母の手に託され、母は父ばかりか、わたしをも説得しなくてはならなかった。わたしを海外に行かせることに懸念を抱いていなかったわけではないが、母は常に賢明で先見の明があった。しかも、常に自分の意志を貫いた。

こうして、わたしはアメリカに行った。すばらしい一年間だった――思春期でもっとも充実した一年になった――しかも、それはわたしの人生の方向を大きく変えたのだ。若いフランス娘にとって、富裕層が住むボストンの郊外はアメリカンドリームに思えた――よく手入れされた芝生、巨大で豪壮な屋敷、裕福で教育のある家族。テニス、乗馬、スイミングプール、ゴルフ、一家族あたり二、三台の車――当時も今も東フランスの町とは大ちがいだった。毎日が目新しく意外な出来事の連続だったが、すべてにおいて豊かすぎた。そのため、貴重な新しい友人や経験を謳歌しているあいだに、あるまったく別のことが、ある恐ろしいことがゆっくりと形をとりはじめていた。体重が増えていったのだ。気づかないうちに、体重はおよそ七・五キロ増加し……たちまち、もっと増えた。

八月になり、フランスへの帰国の旅がひと月後に迫った。わたしはステイ先の家族の一人とナンタケットに滞在していたが、そのときに最初の衝撃に襲われた。水着姿の自分を目にしたのだ。アメリカのステイ先の母親は、これまで別の娘でも似たようなことを経験していたのだろう。わたしの悩みをすぐに察してくれた。彼女は裁縫が上手だったので、とてもきれいなリネンの布を買って、わたしに夏のシフトドレスを作ってくれた。それで問題は解決したように思えたが、実際には多少時間を稼いだにすぎなかった。

アメリカ滞在の最後の数週間、わたしは新しい友人や知人と別れることを心から悲しく思っていたが、同時に、フランスの友人や家族が新しい自分を目にしてどう思うかもとても心配だった。手紙では体重が増えたことにひとことも触れていなかったし、上半身の写真だけを送るようにしてきたのだ。

真実が暴露される瞬間が近づきつつあった。

2 放蕩娘の帰郷

じゃがいも袋にそっくり

父は兄といっしょにルアーヴルまでわたしを迎えに来た。わたしはロッテルダム号というスクリュー船で旅をしてきた。まだ一九六〇年代後半には、大西洋を横断する標準的な手段として、遠洋定期船が多くのフランス人に好まれていた。ウェストンからアメリカ交換留学生として帰ってきたばかりのわたしは、故郷の町でその年を過ごす予定だった。

　いつも愛情深い父は、丸一年、娘と会っていなかったので、タラップを小走りに上がってくるなり抱きしめてキスをするにちがいなく、わたしは気恥ずかしい思いをすることを覚悟していた。だが、見慣れたベレー帽をかぶった小柄なフランス男性を観察していると、彼は唖然とした表情になった。わたしがいささかためらいがちに近づいていっても、父はただ目をみはっているだけだった。お互いにすぐそばまで近づき、永遠にも思える数秒後、兄とアメリカ人の友人の前で、ようやく父は帰郷した大切なわが娘に向かってこう口にした。「おまえはじゃがいも袋にそっくりだ《チュ・レサンブル・ア・アン・サク・ドゥ・パタト》」フランス語でもちっともきれいに聞こえない言葉だった。父が考えていることは想像がついた。市場《マルシェ》で売っている小さい袋ではなく、食料品店やレストランに配達されるときに使われる巨大な七〇キロ入りの布袋のことなのだ！　幸い、ウェストンからいっしょにやって来た友人はあまりフランス語ができなかった。さもなければ、フランス人の家庭生活の第一印象にとまどったことだろう。

　一九歳のわたしは、あれほど傷つく出来事を経験したことがなかったし、今日まで、あのときの衝撃にまさる痛みを味わったことはない。だが、父に悪意はなかった。たしかに、彼はそつのない言い方ができない人間だった。それでも、わたしには耐えられなかった。たちまち、悲しみと怒りと苦しみと無力感に苛まれた。当時は、その衝撃をはっきりと認識することすらできなかった。

その後の数カ月は苦々しく、屈辱的だった。わたしは誰にも姿を見られたくなかったが、誰も彼もがアメリカ女性《ラメリケン》に挨拶したがった。母はすぐさま体重が増えたいきさつと理由を語ったばかりか、わたしの気持ちも理解してくれた。避けがたい話題を避けるように、母は慎重な態度をとった。それというのも、わたしがもっと深刻な悩みを母に打ち明けたからだ。

世界を垣間見たせいで、わたしは地元の大学に進学する気持ちを失ってしまったのだ。パリのグランドエコール（アイヴィーリーグの学校のようなものだ）で語学を勉強し、そのうえ、同時にソルボンヌ大学で文学を修めたいと思っていた。それは異例のことで、とんでもない勉強量になった。

両親はパリという考えにあまり乗り気ではなかった。たとえわたしが入学できても（競争率はとてつもなく高かったので、あくまで仮定だった）、自宅から三時間半かけて通うのは大きな精神的および経済的負担になるだろう。そこで、わたしは必死に説得にあたらなくてはならなかったが、怖いもの知らずの執拗さのおかげか、ついに両親は難しいことで有名な試験を受けるためにパリに行くことを許してくれた。わたしは合格して、九月の末にパリに引っ越した。両親は常によりよいものを与えてくれたのだ。

万聖節（一一月一日）までに、わたしはさらに二・五キロ体重が増え、クリスマスにはまたさらに二・五キロ増えていた。身長一六三センチで、いかなる基準に照らしても太りすぎなうえ、アメリカの母が作ってくれた夏のシフトドレスも含めて手持ちの服は一枚も着られなくなっていた。でっぷりした体を隠すために、フランネルの服を二枚――シフトドレスと同じデザインだが、もっとゆったりしたもの――作ってもらうことにした。わたしは仕立屋に急ぐように頼み、ますます自分自身が嫌いになった。父がルアーヴルで口を滑らした言葉が正当に思えてくるほどだった。

その時期は毎晩泣きながら寝て、鏡の前を急いで通り過ぎるような暗い日々だった。一九歳の女の子の経験としては珍しくないことに思えるかもしれないが、フランスの女友だちは誰一人、そんな経験をしていなかったのだ。

やがてクリスマスの奇跡のようなものが起きた。あるいは、母のおかげで、ドクター奇跡《ミラクル》が現れたというべきかもしれない。長い休暇のあいだに、母はわが家のかかりつけ医、ドクター・マイヤーに家に来てほしいと頼んであった。母はわたしをそれ以上傷つけないように巧みに事を運んだのだ。ドクター・マイヤーはわたしを子供の頃から診ていたし、とびきり親切な人柄だった。彼は元の体型に戻るのはとても簡単で、たんに「昔ながらのフランスの方法」を使えばいいのだとわたしに保証した。イースターまでに、ほぼ昔の体型に戻り、六月の学期が終わる頃にはアメリカに持っていった昔の水着がきっと着られるようになるだろう、と。おとぎ話の中でのように、それは二人だけの秘密にすることになった（この特別な計画をしゃべって、他の連中を退屈させる必要はないからね、と彼は言った）。しかも、体重は増えたときと同じ速度で減っていくという。わたしにはすばらしい話に思えた。もちろん、ドクター・マイヤーを信頼していたし、当時は他に選択肢はないように思えたのだった。

ドクター・ミラクルの週末の処方

それから三週間、わたしは自分が食べたものをひとつ残らず記録しなくてはならなかった。これはアメリカのダイエットプログラム、たとえばウェイトウォッチャーズ（一九六三年にアメリカ女性が考案したダイエット方式。ほとんどの食品のカロリーをポイント換算し、一日に決まったポイント数内になるよう食事制限を行う）などでもおなじみのことに思えるかもしれない。だが、わたしは何をどのように食べたかだけではなく、いつ、どこでなのかも記録しなくてはならなかった。カロリー計算はしなくてよかった。記録するのは食べている栄養価を評価するため、とだけ説明された。だが、それ以上のことは要求されなかったので、わたしは喜んで指示に従った。これはあなたにとっても最初にするべきことである。

ドクター・マイヤーは量については正確さを求めなかった。推定でかまわないので、中くらいの大きさのりんごで換算すると何個分になるかという、おおまかな数量だけを「食事量」として明記するようにと言った。ただ、バランスのとれた食事の最大の敵は量の多さなので、多少の正確さを導入しよう。ここで小さなキッチン秤が登場してくる。

三週間後、わたしは週末にまた家に帰った。正午直前に、鬢《びん》が白くなった気品のあるドクター・ミラクルが、二度目の訪問をしてくれた。さらに昼食もいっしょにとった。その後、わたしの日記に目を通してすぐさま、彼には自明らしいが、なぜかわたしにはわからなかったパターンを指摘してくれた。学校から七区に借りていた部屋までの途中には、一六軒以上のペストリーの店があった。気づかないうちに、わたしの食事はどんどんペストリー中心になっていた。パリに住んでいたせいで、家族はそれを知らず、家に帰ると、母は当然わたしの好物を用意した。同じ屋根の下にいながら、わたしがこっそりと余分のデザートを食べていることに気づかなかったからだ。

パリっ子の場合、味わえるペストリーの種類は驚くほど豊富だ。朝はクロワッサン、あるいはチョコレートパン、シュケット（シュー生地に砂糖をのせて焼いたパン）、シュガータルト。昼食は有名なパン屋〈ポワラーヌ〉に立ち寄り、レーズンパンかりんごタルトかサブレを買わないではいられなかった。次に寄る店は、ありふれたジャンボン・ブール（バターを塗ったバゲットにハムをのせたもの）が食べられるカフェだった。そしてさらに〈ポワラーヌ〉で買った残りのペストリーとコーヒー。ディナーにはいつもエクレア、パリブレスト（刻んだアーモンドをふりかけて焼いたシュークリーム）、二段重ねのチョコレートエクレア、ミルフィーユ、といった常にクリームとバターがたっぷり使われた甘い物が含まれているか、ときにはそういったものだけですますこともあった。パルミエ（さくさくした砂糖をまぶしたパイクッキー）を午後のおやつに食べることもあった。学生だったので、すぐに食べられるものばかりを食べていたのだ。野菜はめったに口に入れなかったし、日々のフルーツの供給はフルーツタルトからだった。わたしはこの偏った食事に不思議なことにまったく疑問も持たず、心から満足していた——むろん、自分の外見以外には。

アメリカで食べていたのは、こういう食事ではなかった。通りには誘惑に抗しがたいペストリー店が並んでいなかったからだ。ただし、今も当時も、焼きたてのチョコレートチップ・クッキーのスタンドや、濃厚なアイスクリーム店の誘惑には事欠かないし、クリームやバターよりもはるかに体に悪い物質を使用した、驚くほどさまざまなスーパーマーケットの菓子類が存在する。

だが、じょじょにわかってきたのだが、わたしはアメリカ式の食べ方を導入して、このおいしいパリの地雷原の危険に自分をさらしてしまった。というのも、アメリカでわたしはいくつかの習慣を身につけてしまったのだ――他の子供たちと同じように、立って食べる、自分で食事を作らない、何でも口にする。ブラウニーとベーグルはとりわけ危険だった。フランスではそういったものはなかったから、どれだけカロリーが高いのかまったくわからなかったのだ！

フランスに戻ってきても、わたしは何でも食べ続けたが、ブラウニーは見つからなかった。たぶん、ホームステイした第二の家庭が恋しくて、『失われた時を求めて』ではないが、マドレーヌを食べながら甘い過去の思い出に浸ろうとしたのだろう。ともあれ、わたしはフランスで食べられるさまざまなごちそうを好きなだけ簡単に入手できた。しまいには、ミルフィーユ中毒になった。中毒患者の常として、わたしの体はかつては少量で幸せに酔えたものを大量に求めるようになっていた。

フランス流のやり方――バランスを大事にする

そろそろリハビリテーションをするべき時期だった。しかし、幸いにも、ドクター・ミラクルは中毒患者からいきなり麻薬をとりあげる療法は選ばなかった。ドクター・ミラクルのやり方は、それほど覚悟はいらず、もっと文明化されたものだった。彼によれば、わたしたちの中にはふたつの自己があるという。ひとつはスリムかつ健康でいたい自己、もうひとつは別のものを求める自己。片方は全体的な映像を目に浮かべる――健康で自信にあふれ、最新流行のものを身につけているところ。もう片方は快楽をどっさり、今すぐにほしがる。片方は池に映る自分をのぞきこむナルキッソス。もう片方はテーブルにかがみこむ快楽主義者パンタグリュエル。ドクターは、大切なのは第二の自己を制圧することではなく、和解をとり結ぶことだと言った。ふたつの自分自身と親しくなり、意志力と快楽の両方を支配できるようになることだと。それがフランス流のやり方だった。

忘れてはならない、体重にはいろいろある、と彼は言った。身長だけから割り出された「理想の」体重というのもある。「ファッション」体重というものもあり、通常よりもかなり少ない数値を理想にしていて、そこでは商業主義が大きな、ときには狡猾な役割を果たしている。さらに「健康」体重というものも存在する。その体重だと、モンテーニュが言うように、個人は心底から快適に感じる。

この最後の概念——心底から快適——がドクター・ミラクルが目標として設定したものだった。それは「健康だし、見栄えもいい」と言えるような体重だった。実際の数値は人生のさまざまな時期で異なるが、少々ナルシストでありながら、少々快楽主義でいることをいかに学ぶかということが常に重要である——ふたつの概念は多くのアメリカ人が考えるように悪くもないし、相反するものでもないのだ。

すべてはバランスの問題なのである。これがドクター・ミラクルが信奉しているフランス流のスローガンだった。当時はそれがわたしのスローガンにもなり、いまだにそうであり続けている。個人的なバランスを発見し、それを維持する方法を学び、心底から快適に生きること、それがわたしたちの目標になった。

ペストリーを食べることはまったく悪くない、とドクターは言った。しかし、わたしの食べ方はバランスを失っている。というわけで、それから三カ月、わたしは量を減らし、さほどカロリーが高くない代用品を見つけ、本物のペストリーは目標達成したときの特別なごほうびにとっておくことになった。これは予想し、覚悟していたほどつらくはなかった。というのも、じょじょにわかってきたのだが、バランスを達成することは、胃袋よりも精神に関わることなのだ。それはドクターの言う、われわれのいたずら小僧《ノ・プティ・デモ》を発見して、退治することだったからだ。のちに、わたしは好物をすべて食べてもよくなった——ただし、バランスよく、それらを罪悪感も体重増加もなく楽しんだ。言うは易く行うは難し？　たしかに。しかし話を先に進めるあいだに、ご自分で判断してほしい。

　ドクター・ミラクルは優秀な心理学者だった。したがって長期的に失敗するものも含め、大半のダイエットの貴重なある特徴を認識していた。すなわち、早期に積極的な補強が必要だということ。習慣を変える際には、惰性の克服がいちばん困難な部分なので、早いうちに励ましを受ける必要があるのだ。バランスは少しずつ養っていかねばならない。いきなりそれを身につけることはできないのだ。

　そこで、わたしは土曜日には特別なことをすることになった。来る一週間に備え鋭気を養うためだ。だが、そのあとは一週間、我慢する。週末と休暇は自分を甘やかしてもいい期間だった。少しずつ、さすがのわたしの堕落ぶりも、より分別のあるものになっていった。かたや、翌週のささやかな償いによって、そのバランスをとることを学ぶようになった。

ドクター・ミラクルも美食家だった。彼はたくさんのレシピをくれたが、最初のひたすら「つらい」週末のためにくれたレシピほど重要なものはない。ふりかえってみると、それはまったくつらくなかったのだ。彼の「魔法のポロネギのスープ」のおかげで。それは何世代にもわたって地元の女性が活用してきた料理だった。ドクターはかつてわたしの母にも祖母にも、それを処方していた。

ポロネギには穏やかな利尿作用があり、カロリーは低いが、きわめて栄養価が高い。ポロネギのスープと好きなだけの量の水を丸二日飲めば、たちまち体質が飛躍的に改善される。わたしにとって、このスープはポロネギに対する高い評価と愛を抱くきっかけになっただけではなく、一生涯を通じて健康を維持していくという誓約にもなった。このレシピ（二四三ページ参照）はいまだにときどき使う手段である。あなた自身の食べ物の棚卸しのあと、最初の週末にぜひとも試していただきたい。

3 最初の三カ月で体質改善

なぜ、あなたはやせたいのか？

ポロネギが煮えているあいだに、自分自身にふたつの質問を投げかけてほしい。

1 なぜわたしはこういう努力をしているのか？ 夫や女友達にぶくぶく太りすぎていると思われるのがいやだからか？　手持ちの服が一枚も着られなくなったからか？

ダイエットはしばしば恐怖と自己嫌悪によってあと押しされるが、そういう気持ちはフランス女性のような生き方には導いてくれない。体質改善に取り組むなら、目標として、喜びと幸福を手に入れるようにしなくてはならない。矛盾して聞こえるだろうか？

わたしたちの悪い飲食習慣の少なくとも半分は、不注意のせいだ。本来の必要性や満足感に注意を払わないせいで生じたものなのだ。自分たちが食べているものに関心を向けず、香りにも注意しない――好物を心から味わっていないのだ。そのため、過剰にとりすぎてしまう。自分の喜びを発見して育てようとすること、それが何よりも大切である（さもなければあなたは太るばかりか、不平不満だらけになるだろう）。

喜びについて知り、それを追求することについては、自分自身だけではなく愛する人の力を借りることになるだろう。ただし人によって嗜好と代謝はちがうので、自分自身と何が自分に喜びを与えるかについて注意を払わねばならない。それによって方法や好みを調整できる。これは生涯にわたる責任であるが、それによって生涯にわたる健康と満足が約束されるのだ。

2　今、何が起きているのか？

肉体的、精神的空白状態にあっては、よい食生活を送ることはできない。なぜ体重が増えたと思うのか？　年齢のせいか？　家族、あるいは仕事のプレッシャーのせいか？　孤独のせいか？　流行に遅れているせいか？　赤ちゃんを産んだばかりだから？　煙草をやめたから？　いつも空腹だから？　悲嘆のせい？　他のストレス？

考えうる精神的および肉体的要因の組み合わせは無限で、完全に網羅することはできない。バランスを失うことは、もっと深刻なトラウマの兆候の可能性もある。重大な問題であれば、外部の助力を得る必要があるかもしれない。しかし完全にうちのめされていないなら、独力でその正体を見極め、対処できるだろう。問題を埋め合わせようとして悪い食習慣に陥っているなら、調整していこう。フランス女性には代替メニューがどっさりあるのだから。ニコチンをポテトチップスに交換してしまったのなら、そろそろ新たな代替品を考える頃合いである。

このあとで、次の三カ月を練り直す計画に進もう。つまり、わたしたちの最悪の「敵」を突き止めることだ。

犯人を捜せ！

あなたの日記を見てみよう。過去三週間で何かがおかしいと感じられないだろうか？　たぶん感じられないかもしれない。ドクター・ミラクルの批判的な視線がなければ、わたしも自分自身の「敵」を、すなわち偏って食べていた食べ物をすぐに見分けることができなかっただろう。わたしの大きな問題はパン、ペストリー、チョコレートだった。さほど珍しい悪癖ではない。だがもしかしたらあなたにとっては、悪癖とはまったく言えないかもしれない。あなたの摂取量はあくまで節度あるものか、ごく少量かもしれないからだ。昼食のときのひと切れのパン、ディナーのあとの小さなタルトなら、「敵」とは言えない。

自分の目から見て過剰に思えるものは何かを見つけるために、日記を分析してみよう。こう自問してみるのもいい。「何をやめても――あるいは減らしても我慢できるだろうか？」一日の終わりに好物を口にしようと考えて、その日をどうにか乗り切っているのか？　それをひとつだけにしたらどうだろう？　あるいは三日に一度にしたら？　ウェイターがたずねないうちに、パンのお代わりを頼んでいないだろうか？

ディナーといっしょにひと切れだけをゆっくり味わっても、同じように満足できるかもしれない。あるいは、前菜までパンに手をつけずにいるのは意外に簡単かもしれない。もしや、皿に盛られたフレンチフライをひとつ残らず平らげていないだろうか？

わたしが言わんとすることはわかっていただけると思う。これは過激な方法ではない。小さなことを積み重ねていくだけだ。だが今、自分の胸に別のことを問いかけてほしい。「何をわたしはいちばん楽しんでいるか。ディナーのときのグラス一杯のワインか？　日曜の午後のアイスクリームか？」定期的に食べているものすべてを検討してみてほしい。そのどれがあなたに心からの喜びを与え、そのどれをやたらに大量に口にしているか？

フランス女性が心得ていることのひとつは、食べ物をもっとも楽しめるのはたいてい最初の数口だということだ。それゆえ、めったにお代わりをすることはない。楽しむものを、漫然とあたりまえのように口にすることはないのだ。

それでも、何を捨てるべきか決断できないだろうか？　では、有能な刑事のように、身近にいる犯人をさっさと追おう。一般に女性がつい食べすぎるものがいくつかある。ポテトチップス、ベーグル、パスタ、ピザ、揚げ物、ジュース、ビールまたは蒸留酒、キャンディーバー、アイスクリーム、ソーダ、安いチョコレート。もしこれらのいずれかを毎日のように摂取しているなら（たとえば、サンドウィッチを食べるときは必ずポテトチップスを添えるとか）、改めて考えてみよう！

これから三カ月、殺伐とした気持ちにならずにこうした「敵」を口にせずにいられるなら、そうしてみよう。しかし、そのうちひとつがあなたの満足に欠かせないものなら、じょじょに減らす工夫をしよう。微発泡のミネラルウォーターで薄めたジュースは、生《き》のままのジュースよりも喉の渇きを癒してくれる。それに、少しずつジュースを減らしていくこともできる。パンは特別で、フランス人にとっては命の糧なので、軽々しく扱うことはできない（実際、チョコレートのように、パンはあなたの親友にも最悪の敵にもなりうる珍しい食べ物のひとつだ――両者についてはあとの章で詳しく解説する）。しかし、食事ごとに三切れずつ食べているなら、それをひと切れに減らし、心からほしいわけではないときはバスケットを隣に回す。機械的に食べることはやめる。その結果、必要なときだけ食べることになるだろう！

基本的に体にいいものでも、少ない量で、人生のうっとりするような贅沢は味わえる。だいたいにおいて「敵」は、思っているほど実際の喜びは感じずに、衝動的に口にしがちな食べ物なのだ。そのことをいったん発見すれば、自然に量を減らしていけるだろう。

しばしば、「敵」となる食べ物は、同じ種類でも粗悪な品である。たとえば、上質な本物のチーズではなく、スーパーマーケットのプロセスチーズとかだ。粗悪品を本当に上質なものに変えれば、上等なものは少量でも満足できる、ということがわかるだろう。そろそろ、フランス女性にとっては自明なことが見えてきたのではないだろうか。スニッカーズのバーをたとえ一ダース食べても得られない恍惚とした喜びが、たったひと粒の上等なダークチョコレートによって得られるのだ。チョコレートに関しては、コーンスターチ、コーンシロップ、人工香料、人工着色料、それに過剰な砂糖を使った「チョコレート」は一切口にしないでいただきたい。

喜びを見出しながら「敵」を減らす

フランス女性の秘密はおもに頭の中におさめられている。「敵」を知ることと、それを管理することとはまた別の問題である。誰もが鉄の意志を持っていれば、この本の出番はない。一般に、フランス女性は他の国の女性に比較して意志が強いわけではない。だが、彼女たちは自分をだます技術――精神的に上手に生きるための技術――

をきちんと身につけているのだ（ただし、精神によって肉体を完全に管理することは望ましくないと思う。そうなると五感で衝動的な喜びを味わうことができないからだ）。

それでは、新しい習慣と新しいバランスを追求するときに、ふつうの女性はどうやって「敵」を減らそうとするのだろうか？　わたしがドクター・ミラクルから学び、長年の試行錯誤のうえに調整した基本原理をご紹介しよう。とりあえず体質改善を始めるために概略だけお伝えしておくが、フランス女性の生涯にわたる秘密の方法を身につけるためには、このあとの章で、その方法をじっくりと自分のものにしていただきたい。食べ物と和解するためには、何度も繰り返し学ばねばならない特別な教訓があるのだ。とりあえずは以下のとおりである。

ゆっくり着実にやせる

急速な体重減少では、継続的な効果が期待できない。そうしたダイエットが与えてくれるものは何か？　一時的な結果を得るための短期の（何カ月ではなく何週間の）惨めさだ。たとえ意志の力で何キロも減らすことができても、たちまち失った体重がまた元に戻るか、さらに数キロ増える可能性が大きい。ひと月以内に体質改善が劇的な効果を発揮しはじめたら、あなたは幸運である。だが、たいていの場合、体質改善はあなたの肉体のバランスを調整し直すので、三カ月仕事になる。大切なのは、快適な三カ月にすることである。

たくさんの種類の食品をとる

ドクター・ミラクルが主張するように、過激なダイエットは栄養不足を招きかねない。それは体重超過以上に危険になりうる。それを防ぐには、栄養補助食品ではなく、可能な限り幅広い食品をとることが肝要だ。遠回りだが、そうした多様な食べ物は、あなたが食べられなくて残念だと思っているものの埋め合わせをしてくれる――そして実際には、それほど残念ではなかったことに気づくだろう。

いつも同じようなものばかりを食べている人がいることは、フランス女性にとっては意外でならない。食生活の単調さは、おうおうにして不健康な食べ物に通じる。食生活に即興や実験的な部分がないなら、あなたはきっと型にはまった食生活を送っているにちがいない。それは泥沼の恋と同じぐらい手に負えず――しかも、そのときめきすらない――そして、同じように厄介な羽目になる！

フランス女性はささやかな楽しみを興奮に変えるすべを心得ている。市場の中をよく知らない？　料理する時間がない？　肩の力を抜こう。世界じゅうの自然の味わいを楽しむためには、金持ちである必要はないし、三つ星シェフである必要もない。いくつかの技術を学べば、驚くほど少ない労力で、あまり時間をかけずに、多様性のある料理を作ることができるのだ（巻末にたくさんのレシピを載せている）。

このダイエットは、今まで口にしたことがなかった食べ物やスパイスを試す機会だと考えてほしい。これまで聞いたことのなかったチーズは？　生のハーブは？　あるいは、わたしの好物のひとつ、さまざまな種類の牡蠣は？　目新しさというのは強力な娯楽だ。量よりも質を優先し、季節の食品を選ぼう。たいてい、季節の最高の品は、季節はずれの最低の品よりも安い！

食べ物に多様性を持たせるための最後のコツ。たいていの食べ物の楽しみは、はじめの数口にあるので、少なくとも食事の最初は、集中して完全に味を楽しめるように、一度にひとつずつ皿に盛る。ごたまぜの食べ物を頬張ることは、多様性の目的をだいなしにしてしまう。

儀式としての食事の準備

フランス女性は、食べ物を買ったり準備したりするのが大好きだ。何を買ったか、作ったかについてもとうとうと語る。これはきわめて自然な食べることへの愛だが、他の多くの文化では消滅してしまっている。大半のフランス女性はそのことを母親から、ときには父親から学ぶ。だが、両親がフランス人でなくても、独力で学ぶことはできる。

わたしは学生だったが、ドクター・ミラクルに指示されて、パリの住まいの近くにあるすばらしい地元の市場に、週に二、三度は足を運んだ。彼の忠告はシンプルだった。翌日、あるいは二日後に必要なものだけを買いなさい。月に二度、スーパーマーケットで大量に買いこむことはしないように。わたしは何を体に入れているのかきちんと確認するために、簡単なものだが、家で料理を作った。体質改善のためには、自分で昼食を作って持っていくことはおおいに役に立つ。既成の食品、とりわけ加工食品に含まれるわけのわからないものを避けるためだ(秤を仕事先に持っていけば、いっそう楽だ!)。

夕食の食事を「美食の」催しに変えることも、同じように重要である。「夕食には何を食べよう?」は、さまざまな答えが用意されていれば、わくわくする質問になる。夕食には頭を使い、ひと手間かけなくてはならない。

しばらくすると、自然にそれをこなしている自分を発見するはずだ。買い物をして料理をすることは、わたしには比較的目新しいことだった――実家にいるときはなぜかその気にならなかったのだ——しかし、ドクター・ミラクルは、楽しめるはずだと保証してくれて、それは当たっていた。

水をたっぷりとる

フランス人もフランス人以外の人々も、水は必須でありながら、十分に摂取していない。だが、一日の必要量、グラス八杯の水をごくごく飲むことを想像しただけで、たしかに、うんざりしてしまう。しかも、多くの女性は水のボトルをどこに行くにも携帯することには熱心だが、そのうちどのぐらいの人が必要量をとっているかは疑問だ。

いくらたくさん水をとっても、とりすぎるということはない。一日に八杯はとうてい飲めないと考えるなら、とりあえず、以下のようにして二杯余分に飲んでみよう。朝いちばんに大きなグラスに一杯飲む。睡眠中にいかに水分不足になっているか、気づかない人が大半だ（おそらく、そのせいでどこから見ても「敵」なのに、大きなグラスのジュースが朝いちばんだとおいしそうに感じられるのだろう）。朝の水は顔色を生き生きさせるだけではなく、たとえよく眠れなかったとしても、活力を与えてくれる効果がある。それから、夜寝る前にグラス一杯の水を飲む。水分不足は不眠の原因になる。水の味が気に入らないなら、レモンをひと切れグラスに入れるといい。

食事に集中する

きちんとテーブルにつき、すわって食べる。決して容器から直接食べてはならない。本物の皿ときちんとしたナプキンを使い、食事の重要性を意識しよう。美しい盛りつけも大切だ。ゆっくりと食べ、ちゃんと嚙む（アメリカ人の母親もこのことを口にするが、それは喜びのためというより礼儀だからと考えている）。テレビを見たり、新聞を読んだりしない。食べているもの、香りのことだけを考え、ひと口ひと口を味わう。数口ごとにナイフとフォークを置く癖をつけ、自分自身に口の中の香りと舌触りを説明してみる（フランス女性みたいだとからかわれても気にしない——最後にはあなたが笑うのだから！）。

量のコントロール

ゆっくりと学んでいこう。もしもあなたの問題がおいしいものを食べすぎることなら、ゆるやかに減らしていこう。サーモンはすばらしい健康食品だが、満腹になるのに二五〇グラム必要なら、食べすぎである。秤を常に手元に用意して、少しずつ減らしていけば、一八〇グラムで満足できるようになるだろう。指針として、一回の食事で何かを二五〇グラム食べたら多すぎる。満足感が変化していくことには気づかなくても、まもなく肉体の変化には驚くことだろう。

「敵」をストックしない

手元にあればいくらでも口にしてしまう食べ物がある。ナッツやポテトチップスはひとつかみだけで満足できるだろうか？　そうしたものは家に買い置きしてはならない！　そして、じょじょに量を減らすことを何よりも優先させよう。最初のひとつかみが六個なら、それを限度とする。次回は一日に三個でやめるようにする。

代用品と空腹を癒すものを見つける

わたしの最大の問題は甘いものだと知り、ドクター・ミラクルはわずかなカロリーでおおいに満足できるレシピ（二四七ページ参照）を教えてくれた。他のすばらしい処方同様、それはずっと役に立っている。

小さな悪魔と対決する

君子危うきに近寄らず。ドクター・ミラクルはわたしに、甘いものという危険を避けることを提案した。まったくお金を持たずに、あるいは地下鉄やコーヒー一杯分に必要なお金だけしか持たずに学校に行くほうがいい、とドクターは言った。

わたしにとって、ペストリーの店を避けることは、通学路を変えることだった。仕事に行く場合でも、毎日同じ道を通らないほうがいい。変化は栄養においても環境においても大切なのだ。

あなたの「敵」が通りに出没しなくても、あるいは通りがそれほど刺激的でなくても、他の感覚を研ぎ澄ますようにしよう。菓子店の魅力のひとつは、焼き菓子の濃厚な香りだった。香りのいい花を買うことは、贅沢な気分になれるだけではなく、防御にもなった。ベーカリーの近くにさしかかると、花の香りを嗅いだ。香りは味覚の半分を占めているので、匂いを嗅がないと甘いものをほしいという気持ちはなかなかわいてこない。ラベンダーの匂い袋も驚くべき効果を発揮する。

体を動かそう

もしかしたらあなたは車での移動があたりまえの場所に住んでいるか、毎日歩く習慣がないかもしれない。だからといって、あなたの体重がふたつの変数によって決定されるという事実は変わらない。すなわち、摂取するものと、燃焼するものだ。

ドクター・ミラクルはわたしがスポーツをしないことを知った（フランス女性はたいていしない）。とはいえ、体を動かす必要があった。一日に二度、学校と家のあいだの二〇分の距離を歩くことは、わたしにとって絶好の治療だった。

仕事場や学校まで歩いて行くのが遠すぎるなら、途中だけでも歩くようにしよう。あるいは、昼休みか夕食後に三〇分の散歩をするといい。散歩はカロリーを消費するだけではなく、思索にふけってつけで、頭をすっきりさせ、心理的満足のために食べたくなる気持ちを抑制する働きがある。日々の肉体的活動を穏やかに増やしていくことが肝心だ。エレベーターを使っているなら、代わりに階段を使うようにしよう。そうすれば余分な手間をほとんどかけずに、カロリーを大量に消費することができる。

空腹になりすぎないこと

これはドクター・ミラクルの賢明な処方のひとつで、あなたの肉体が新しい世界のルールを学んでいくときに、とりわけ重要なことである。

空腹になりすぎることは食べすぎと同じぐらい、気が散って不快だ。ガソリンタンクに燃料を入れることをさぼらないのと同じように、決して食事を抜くべきではない――あとで立ち往生する羽目になるだけだから。肉体の法則に逆らわない、というのが目標なのだ。適量を規則正しく肉体に食べさせれば、あなたの肉体のエンジンは空腹の悲鳴をあげることはない。この方針を厳しく守ることは、体質改善の初期の段階ではきわめて重要である。

空腹をなだめる効果的な秘訣はヨーグルトだと、ドクター・ミラクルは教えてくれた――砂糖入りのスーパーマーケットで売られている品ではなく、裏ごしされた本物のヨーグルトだ。それは舌触りや風味がすぐれているばかりか、健康維持に必要な乳酸菌などの細菌が豊富だ。酪農場の近くに住んでいないと、アメリカでは入手がむずかしい。だが信じられないほど簡単なレシピに従って、週に一度自分で作ることができる。ドクター・ミラクルは体質改善のあいだ一日に二度、好きなだけ食べるように指示した。朝食といっしょに、デザートとして、あるいはおやつに。少量のハチミツや小麦麦芽や新鮮なフルーツを加えると、いっそうおいしく感じられたが、ヨーグルトが好きになると、なめらかでクリーミーな酸味をそのまま味わうほうが好きになった。空腹に襲われそうだと感じたときに食べたヨーグルトは、見事に空腹を癒してくれた（二九五ページ参照）。

空腹に襲われたら

わたしたちは緊急事態のための準備もしておかねばならない。ドクター・ミラクルは不時の備え（まさに空腹に襲われた場合の備えだ）について説明した。それはきわめて簡単だった。いつもちょっとしたものを、あなたの肉体がおやつだと認めるようなものをポケットに入れておくこと。それは手軽であるばかりか、強力な精神的抑止力を発揮する。自分の中の小さな悪魔を黙らせるのだ。それが手の届くところにあるとわかっていれば不安は減り、ほしいという思いがなだめられる。

実際、不時の備えをとりだしたときは、そのおかげで夕食のときにいつもほど空腹ではないことがうれしかった。いわば埋め合わせだ。いまだにわたしはそれを持ち歩いている。塩味ナッツの小袋。ただし、体によくて、しかも満足感を与えてくれるものを選ばなくてはならない。

週末のごほうび

誘惑にあふれた世界ではわたしたちが脆弱だということを、ドクター・ミラクルは知りすぎるほど知っていた。欠乏感は失敗のもとである。罰を与えられていると感じるような計画は、当然心の造反を招きやすい。あなたの楽しみがディナーのときのグラス一杯のワインであれ、朝食のクロワッサンであれ、長期間にわたってそれを奪っておいて、肉体が復讐に走らないと期待することは無理である。

そこで体質改善の期間であっても、肉体には安息日が必要だ。断わっておくが、週のあいだじゅう差し控えてきたものを何でも飲み食いしてもいい、と言っているのではない。適度な量の好物を楽しむことができる安息日なのだ。ダイエットの権威の中には、食べ物をほうびにしないように忠告する人もいる。しかし、わたしはほうびになるような食べ物なら、かまわないと思っている。つまりジャンクフードではなく、大量にではなく、きちんと味わって食べられるなら、ということだ。

ドクター・ミラクルは土曜日は多少脱線し、新しい週を正しいやり方で始めるために、日曜にはまた計画に戻るのがいいと勧めた。しかも、わたしの場合、それは重要な意味があった。学生時代、土曜の夕食は、パリのおしゃれな友人たちの自宅にしばしば招かれたのだ。彼らの家には住みこみの料理人がいた。その見事な料理は罪悪感を覚えながら、ちょっとだけつつくということがむずかしかった。ドクター・ミラクルの答えはこうだった。「だが、ミレイユ、頭を使いなさい」もしも食前酒のシャンパンとデザートが抵抗しがたいほどおいしそうに思えたら、それをもらう、ただしパンは食べない。自分にとって意味のある選択をすることは、フランス女性の秘密の極意なのである。

この体質改善のあいだ、数週間後のイースターに家に帰り、家族といっしょに豪勢な休日のごちそうを囲むことを恐れていた。彼らはパリのしゃれた友人たちほど慎み深い性分ではなかったのだ。わたしは正しい道を歩みはじめてから、すでに四・五キロ減っていた。注目を集めずに、食習慣を変えないようにしたかった。

ドクター・ミラクルは賢明にもこう忠告してくれた。フォアグラを食べ、デザートを楽しめば、さまざまなパンはわずかしか口にせず、フレンチフライをちょっぴりしか皿にとらなくても、誰も気づかないだろうと。翌日、その埋め合わせをすればいい。制限だけではなく楽しみも自分で管理するように。

それでも、わたしの胸には、これが長期的にどこに行き着くのか不安が兆していた。悲しいかな、邪悪な「敵」がまた顔を出していたせいだ。当分のあいだだけなら、「敵」を制御できるのはわかっていた。だが学校生活が始まっても、「敵」に屈服せずにいられるだろうか？

わたしが学んだ答えは「少し」という意味の言葉、「プティ《petit》」と「プ《peu》」にあった。あらゆるものを食べてもいいが、少量ずつにする。

わたしが自分の成果に誇りを感じているものの、少々楽しみを奪われていると感じはじめていたので、ドクターはささやかな調整をしてくれた。週に二度の昼食——たいてい友人たちといっしょに歩道のカフェでとった。わたしと同じように、彼らも学校のカフェテリアでは満足できなかったのだ——では、エスプレッソについてくる小さなダークチョコレートを食べてもいい。何曜日でもかまわないが、週に二度以上にはならないようにする。いつにするかは自分で決める。午前中に難しいテストがあったあとでは、そうする必要があった。クラス全員の前での朗読のあともしかり！

わずかな調整だったが、大きな高揚感を与えてくれた。しかも、ちょっとした再設定の威力を初めて実感することができた。ささやかな変化が、長期的には大きなちがいをもたらすこともあるのだ。

体重計よりスリムなパンツ

イースターまでに、わたしの体質改善は完成した。そして、新しい生活が自然に感じられるようになった。今ふりかえってみても、味気ない渇望の時期だったとは思えない。だが、わたしは何を達成したのか？　何を達成することを期待していたのか？体重は六キロ減っていたが、それは減らす必要のある体重の半分だった。だが、注意していただきたい――減り具合を確認するために毎日体重計に乗っていたのではない。アメリカとちがい、フランスでは体重計はバスルームの一般的な備品ではないのだ。しかも、体重計が失望する進捗状況を示す可能性もある。女性はひと月のあいだに、水分を保持するせいで体重が増える期間がある。さまざまな理由で体重は変化し（たとえば時刻)、それはバランスよく食べていることとはほとんど関係がない。

わたしはときどき体重の減少を確かめはしたものの、おもに服を着た肉体の外見と感触に気をつけるようにしていた。それがどんどん変わっていくのをこの目で見ることができた。そして、体重計が六キロの減少を示したときは、わかっているはずのことを確認したにすぎなかった。スリムなデザインのパンツをはけば、体重減少がもっとも端的にわかると思う——もっと簡単に、もっと確実に、もっとセクシーに。フランス女性が「ジッパー・シンドローム」と呼ぶジッパーの上がり具合で確認する方法、あるいはメジャーテープを利用するのもいい。

これまで述べたように、あなたにとってバランスのとれた体重はきわめて個人的なもので、多くの要因によって変わってくる。年齢、体型、ときには季節によってすら。そのうえ改善も相対的なもので、絶対的なものではない。フランス女性はカロリーを計算しないばかりか、体重も測らない。三カ月の体質改善のあとだと、すでにかなり前進したと感じるだろう。ゴールまで半ばだと感じたなら、体質改善は成功したのだ。そうでないなら、どれだけ前進したかを考え、さらに数週間続けてみよう。非現実的な目標には用心しなくてはならない——全員がモデル並みにやせることはできないのだ。さらにいくつか変えられることがないか探してみよう。いくつかの「敵」をさらに減らすのだ。たとえば一日に歩く時間を一〇分増やす。少しずつ調整していくことが、バランスのとれた状態にたどり着くための秘訣である。

こうしたライフスタイルを完成させていくためには、量よりも質という規則を受け入れることが求められる。質を高めることをどう学ぶかは、このあとの章で検討していくが、その暁には安定を得られる。ここまでくると、驚くべきことに、さらに楽しみを味わいながらも、体重が減っていく。だが、まず最初に、わたしの知り合いの三人のアメリカ女性が、体質改善にどう取り組んだかを見てみることにしよう。

4 「三人の女性の物語」

体質改善の基本方針を改めておさらいしておこう。

＊三週間のうちに食べたものの一覧表を眺める。ショックを受けずに、できる限り「敵」を発見して、減らす。苦痛なくきっぱりとやめられるものは、やめること。それ以外のものは少しずつ減らしていく。

＊規則的な間隔で食べる。

＊「敵」ではない食べ物の量を観察して、それも少しずつ減らしていく。

＊スーパーマーケットではなくて、市場を熟知するようにする。週に何度かにわけて食べ物を買う（食べる必要に応じて。ただし、空腹のときは決して買い物に行かない）。

＊季節に目配りしてさまざまな食べ物をとる。新鮮なフルーツと野菜の割合を増やす。

＊新しい調味料をふたつ試してみる。

＊自分で食事を作る。出来合の食べ物、とりわけ人工的な何かが加えられた加工食品は避ける。

＊本物の朝食をとる。

＊ゆっくりと、すわって食事をする。たとえ最初は芝居がかっているように思えても、よく嚙む。

＊デザート、朝食、あるいはおやつとして、一日に二度、自家製（あるいはナチュラル）ヨーグルトをとりいれる。

＊一日あたり少なくとも二杯余分に水を飲み、機会を見つけてはさらに水をとる。

＊ささやかな、だが定期的に、新たに運動をとりいれる。毎日の散歩、あるいは階段を上がること（ジムに行っているなら、トレーニングウェアを着てやることについてはもう十分なので、日常の服装でできることを選ぼう）。

＊家に「敵」を常備しない。
＊「敵」の代用品になる癒しになる食べ物のリストを作り、常備しておく。
＊外での緊急事態に備えて、ポケットにいざというときの体によい食べ物を入れておく。
＊週末のごほうびを選択し、楽しもう。

申し上げたように、これは過激ではない。だが、やはりこの時点では少々抽象的に感じる方もいるかもしれない。そこで、実際の体質改善を見てみよう。友人たち三人の例を紹介させてほしい。

三つの「敵」を抱えたカミール

三五歳のカミールはずっと体重と奮闘してきた。肥満というわけではないが、彼女の身長（一五五センチ）だと、一二、三キロは明らかに余分だった。自分でも、ぽっちゃりして見えると感じていた。ときどき、さまざまなダイエットを試みた。結局、彼女自身の分析によれば、問題はたんに遺伝子のせいということになった。肥満傾向が家系に遺伝しているのだ。とりわけ彼女の母親はずっと太っていた。したがってカミールは心の底で、体重を減らそうという努力はうまくいきっこないと信じていたのだ。

クリコ社がある会社を買収したときに、カミールは入社した。彼女にはすばらしいビジネスの技術と経験があったからだ。だが企業社会は非情で不公平だった。とりわけ贅沢品を扱うビジネスでは、イメージが重要だ。あらゆる企業において、外見は男性よりも女性にとって重きをなす。カミールの仕事には、定期的に国じゅうを回り、クライアントと食事をすることも含まれていた。わたしたちの会社に加わって丸一年して、最初のニューヨークの冬を越しても彼女の体重が調整されなかったことが明らかになった。寒い季節用の厚手の服は余分な肉を隠してくれたが、いったん春になれば、パニックに陥るだろうとわたしは予想した。頻繁な出張と接待の時期がやってくるからだ。

わたしたちはとてもいい関係を築いていたので、ある日、彼女に調子はどうかとたずねると、悩みを打ち明けてくれた。わたしは自分自身の思春期における体重の災厄と、それを簡単な生活の変化だけで元に戻すことができた話をした。カミールは三週間のあいだに食べたものを記録することを承知した。

最初の一週間の記録をひと目見れば、簡単に大きな「敵」を発見することができた。まず、ビール。カミールは家にいても町に出ていても、毎晩「喉が渇く」らしかった。そこで、しばしば一一時過ぎにビールを飲んでいた。夜遅くビールを飲むことは、わたしには奇妙に感じられた。とりわけレストランで食事といっしょにワインを飲んだあとなのだ。カミールは飲酒問題を抱えているのか？　いや、彼女のアルコール摂取量はそれほど多くないし、そうした問題の兆候は他にはまったく見当たらなかった。どのぐらい前から夜にビールを飲む習慣が続いているのかたずねてみたところ、大学時代からだった。勉強の合間に自動販売機で塩辛いスナックを買い、それを夜遅く、ビールといっしょに食べていたのだ。ちょっと考えてから、カミールは別にそれが大好きというわけではないと認めた。ただの習慣、ただ「喉が渇く」からだけだった。よく考えずに大学時代の習慣を、一五年間も続けていたことが明らかになったのだ！明らかなことからまず試すべきなので、わたしはいった。「喉が渇いているなら、水を飲んでからベッドに入ったら？」もしも彼女がこの「敵」を認知して服従させるなら、数カ月のうちに二・五キロから五キロ減量できる。その効果を考えれば、これはたやすいことに思えた。

しかし、それほど簡単にはいかなかった。カミールはビールの泡や味に夢中になっているわけではなかったが、水よりももっと心が弾むものをほしがったのだ。意外にも、彼女の解決策はハーブティーだった。彼女がいちばん好きなのは、ヴェルヴェーヌとミントで、どちらも穏やかな鎮静効果がありリラックスさせてくれる代用品だった。彼女はさらに新しい種類も試したがり、ハーブティーのかなりの目利きになった。昼間、もっと水を飲むこと——夜の喉の渇きを減らすのに重要だった——を実行するには、さらに時間がかかった。そこで、冷水クーラーの前を通るたびに、小さな紙コップに一杯だけ飲むことを習慣にしたらと提案した。効果が表れはじめると、カミールはもっと足繁く冷水クーラーに通うようになった。

もうひとつの問題はビジネスから生じた。飛行機の食べ物（食べ物といえるかどうか疑問だが）を町でのディナーに加えて食べていたのだ。客室乗務員が彼女の前に置くものは何でも——かび臭いナッツ、謎の肉、甘ったるいデザート——食べたのだ。これはたとえ着陸まもなくビジネス・ディナーやランチの予定が組まれていてもだ。これは比較的退治しやすい「敵」だった。カミールは飛行機の食べ物がおぞましいものだということは承知していた。ともあれ、搭乗前に小さなサンドウィッチを食べ、前の夜に淹れた冷やしたハーブティーの水筒を携帯するように助言した。機内でそれをちょっとずつ飲み、自分のCD（有線放送の音楽ではなく）を聞いていれば、満ち足りた時間を過ごすことができる。おかげで、彼女は生まれて初めて、飛行機で昼寝をすることができた。

カミールの三番目の「敵」は少々複雑だった。週に二度、とりわけ週末に、ディナーに大盛りのパスタを食べていたのだ。作るのにいちばん簡単に思えるし、自宅で料理をする安らぎを感じられる、と彼女は言った。

それは料理というものを知らない人間の意見だった。日曜の夜の憂鬱を晴らすには、まちがいなく他の方法がある。この問題には思い切ったアプローチ方法を必要とした——当分、自宅でパスタを食べないこと。ただし、そうなると、同じように満足できて簡単な料理を見つける必要があった。

春だったので、ニューヨークの青空市場は天からの贈り物だった。わたしはカミールにビーツ、フェンネル、ブロッコリー、人参を、刻んだハーブとレモン汁で調理する簡単でおいしい料理を教えた。季節の新鮮な野菜の味わいに、彼女は夢中になった。農場でとれたてのトマトが手に入ったら、少量の塩とオリーヴオイルとみじん切りのパセリかバジルをかければ、それだけでひと皿の料理になるだろう。

自分なりのペースで自分自身の嗜好にあわせて選択していくうちに、カミールはフルーツと野菜の量を増やすことが驚くほど簡単なことを発見した。料理初心者の彼女はこれまで作ってみようともしなかったのだが、簡単な魚のレシピに従い（二五五ページ参照）、たいていのレストランの基準に照らしても豪華な料理を自宅で楽しむようになった。さらに毎日二〇分歩くようになった（早起きはできなかったので、仕事のあとオフィスから）。これまでは一度乗り換えていたが、地下鉄で乗り換え駅まで行き、そこから自宅まで歩くようにした。

三カ月後、カミールは五キロ体重が減った。小柄な体型だと、それは劇的な効果として表れた。そして、彼女はその変化が気に入ったので、再び体重が増える危険は当分なさそうだった。それどころか、さらに楽に体重を減らすための新しい方法を熱心に試すようになった。新しい服、これまで目にしたことのなかった自信、それに以前よりも幸せそうな表情にわたしは気づいた。他の人々もそれに気づいていた。

砂糖中毒のキャロライン

キャロラインは、女性のビジネスリーダーのためのセミナーで知り合った一世代上の女性だった。キャロラインはずっと朝食には煙草一、二本と砂糖をどっさり入れたコーヒーしか口にしてこなかった。だが煙草をやめると、朝、空腹でたまらなくなった。この一年で五キロ太り、しぶしぶながら禁煙の避けがたい代償だとそれを受け入れるつもりになっているようだった。

非喫煙者としての朝食もたいして改善されていなかった。カートン入りのオレンジジュース一杯(砂糖入り)、砂糖を二杯以上入れたコーヒー二杯(実際には砂糖にコーヒーを添えたものだ)、クッキー二枚(さらに糖分)。甘すぎるだけではなく、うんざりするようなメニューだ。さらに食事の記録を検討すると、比較的穏やかな天候の日でも、こってりした濃厚なソースの料理を好んでいることが判明した。

それ以外の食生活はさほど悪くなかったが、十分な野菜、フルーツ、水をとっていないというきわめてありふれた問題を抱えていた。

キャロラインの最大の「敵」は、そのままでも原料でも、さまざまな形で使われている砂糖だった。そのうえ絶対にデザートは抜けなかった。その弱点はわたしにもよく理解できた。第二の問題はチーズ好きなことだ。しかも、適量を理解していなかった。ここに小さな秤を手元に用意しておく理由がある。八〇グラムのほうが二三〇グラムよりもはるかに体にいい。

朝食を変えることは簡単ではなかった。一日をコーヒーなしで始めることができず、しかも砂糖抜きのコーヒーを飲めない人がしばしばいる。だが、これはインスタントやフリーズドライ、あるいは温め直したものといった、まずいコーヒーを飲むことから生じている。少量の砂糖は入れてもかまわないが、挽きたてのコーヒーに砂糖はほとんど必要ない。それに、安い小型のコーヒーミルでも、芳醇で香り高いコーヒーのポット一杯分の豆を挽くのに、わずか三〇秒余分にかかるだけだ。

キャロラインは三週目までに、砂糖の量をティースプーン半分まで段階的に減らしていった。オレンジジュースもじょじょに減らした——三週間かけて三分の一の量まで——代わりにあとでフルーツを食べた。クッキーは薄くバターを塗った全粒粉のパンひと切れに変えた（朝食でバターをとるなどとは夢にも思わない人々は、ごく少量がどんなに贅沢に感じられるかを理解していないのだ）。さらに昼食までもたせるために、朝食にヨーグルトをつけ加えた。最初はわたしが推薦したアカシアのハチミツをちょっぴり垂らして、やがて甘みなしで。こうして、彼女は朝食を糖分補給のためのエネルギーチャージではなく、欲望を満たす儀式とみなすようになった。おかげで、以前よりも明るい気分で一日を始められるようになった。

レストランでもデザートは難問だった。ニューヨークに暮らす夫婦だけの家庭のご多分にもれず、キャロラインと夫は便利なのでしじゅう近所のレストランで食事をしたが、必ずお勧めの品の中には甘い誘惑がひそんでいた。

幸い、季節は夏だったので、甘いデザートの代わりに、新鮮なベリー類、メロン、イチジクを食べることはつらい試練ではなさそうだった。とりわけ、地元のギリシャ料理店でのように、上等のヨーグルトといっしょに添えられれば。しかし、焼いた、あるいは甘ったるい菓子が手招きしたときは、それと闘う必要はなかった。デザートをひとつ注文して、フォークでひと切れかふた切れ、ゆっくりと味わう。残りは夫か友人に回せばいい。

濃厚なソースが好きというのは、不思議でならない。実をいうとパリで食事をしているときに、ある旧友がやはり濃厚なソースが好きだということに気づいたのだが、彼はこう説明してくれた。喫煙が嗅覚器官の粘膜組織を壊してしまい、禁煙したあとでも修復には時間がかかるのだと。匂いは濃厚な料理によりしみこみやすいので、味覚の嗅覚部分が少々壊れているときは、当然、味蕾は濃い味のほうがおいしいと判断する。

そこでキャロラインから味を奪わないためには、そうした濃厚な料理をごくゆっくりと時間をかけて減らしていかねばならなかった。彼女が匂いの強いチーズに夢中になっていることも、この嗅覚の説明で納得できた。

フランスでは誰かの家で食事をするとき、チーズだけは礼儀正しく断わることができた。ただしキャロラインにはそれでは物足りなく感じられるので、少しずつ量を減らすようにしていった。さらにこれまでよりも刺激的な香料——ターメリック、カレー、ホットペッパー——を料理に使用するようにした。彼女の味蕾や修復中の鼻でも感じられるように。いずれ、穏やかな味を再び感じることができるようになるだろう。

キャロラインは何も荷物がないときは、必ずアパートメントの部屋まで六階分を上り下りして、週に三回は二〇分の散歩をした。一〇週間で五・五キロ減量したが、耐乏生活とはまったく感じていないどころか、これまでになく贅沢をしている気がすると言った。彼女の変化はあなたにとって耐乏生活に思えるだろうか?

食事に無頓着なコニー

コニーの場合は少々複雑である。彼女は二〇代前半で、自分が食べているものにまったく無頓着だった。中西部の郊外で育ったが、そこでは食べ物を買うのは月に二度の行事になっていた。母親は冷蔵庫、食品貯蔵庫、とりわけ冷凍庫に二週間分の食料をぎっしり詰めこんでいた。食料品は、トイレットペーパーや石鹸などが書かれたショッピングリストの品物のひとつにすぎなかった。彼女自身、母親が信頼しているのと同じブランドの冷凍食品を買っていた。日曜日には家でディナーを作る決まりになっていたが、それが家族でいっしょにとる唯一の食事だった。ウィークデーは全員がそれぞれの多忙なスケジュールにあわせて食事をした（両親はどちらも弁護士だった）。

コニーの母親は何種類かのレシピを繰り返し繰り返し使った。それらの料理は家庭の安らぎを象徴していたので、自分のエレベーターなしのワンルームで友人たちをもてなすときにも、コニーはもっぱらそうした料理を作った。それ以外には、大多数のアメリカ人の好物である食べ物を理屈抜きで愛していた。バーガー、ピザ、チェダーチーズ、冷凍ラザニア。スーパーマーケットのクッキーとアイスクリームはいつも買い置きされていたが、新鮮な野菜やフルーツはまったくなかった。飲み物はソーダ、ソーダ、ソーダ、いつもソーダだった。冷蔵庫にジャイアントサイズのソーダボトルがレギュラーもダイエットも詰めこまれていた。というわけで、コニーは砂糖を大量にとっていないときは、ぞっとするような化学物質の混合物を飲んでいたのだ。

コニーがニューヨークで仕事を始め、初めて真剣に体重を八キロ以上減らそうとしていたときに、わたしたちは出会った。奇妙なことに、露出度の高い学生時代の服装のときは、彼女は太りすぎだと感じていなかった。だが、もっと慎み深い職業人らしい服装になると、自分がおしゃれだとはまるっきり感じられなくなったと言う。

別の会社であるプロジェクトに携わっているコニーと知り合い、昼食に連れだすと、わたしが何もかも食べたうえ、ヴーヴ・クリコのシャンパンを飲んだことに、彼女は驚嘆し、目をみはった。コーヒーが運ばれてくると、コニーはにこやかにたずねた。「ひとつ、とても個人的な質問をしてもいいですか？」わたしは何を聞かれるか予想がついたので、どうぞとうながした。

コニーも多くの若い女性と同じく、何度もつらいダイエットを試したが、長期的な成功はおさめられなかった。最後の試みで、厳しい炭水化物禁止のダイエットをしたときには、想像できないほど大量の卵、ベーコン、チーズを食べた——彼女の好物でもあった。ついに、コニーはダイエットと名のつくものを試す気が失せてしまった。唯一継続している習慣といえば、ダイエットのときでも食べられたものを、前よりもいっそう大量に食べるようになったことだけだった。

また、激しいトレーニングをして体重を燃焼させようとした努力も、失敗していた。トレーニングマシンで一日に一時間過ごしたら食習慣はどうでもいいと、誰かに言われたのだ。彼女はニューヨークの部屋代を除いた有り金すべてをはたいて、ジムの三カ月分の会員権を買った。アメリカ人がもっと楽な調整を選ばず、トレーニングマシンで何時間も体を酷使することに熱心なのには驚きを禁じえない。コニーは一キロやせたが、毎日のマシンでのトレーニングは鎖につながれた囚人が働かされているかのようで、数週間後にはやめてしまい、その結果、体重は戻ってしまった。

すでにお金を払ったし、すっかり投げだしてしまったら自己嫌悪に陥るだろうから、ジムには行き続けるようにアドバイスした。だがもう少し穏やかなやり方を提案した。週に三回エアロビクスか何かを三〇分。それ以上は控え、毎週同じ三つのことをやらない。さらに食習慣を大至急、変えなくてはならない。

冬のさなかだったので、手始めに魔法のポロネギのスープがぜひとも必要に思えた。コニーのような食生活の人間にとって、これはかなりつらく感じられるだろう、とわたしは想像した。だが、すぐに始めたほうがやる気になれるはずだった。

翌週の月曜の朝までに、コニーは二週間にわたるジムでのつらいトレーニングに匹敵する成果をあげた。一キロ――ほとんどは水分だが、それでも一キロ――減ったのだ。それが彼女の気分を高揚させたが、さらにすばらしいことが起きた。新しい楽しみを発見したのだ。「ポロネギがどんなにおいしいか信じられないほどよ！　大好物になったんです！」わたしですら少々驚いた。それどころか、フランス女性のような食生活を始めた最初の週末のあとでも、コニーはときどき昼食にポロネギのスープをとるようになっていた。

コニーは最初の三カ月はほとんど苦痛を感じないばかりか、楽しみながらできたと報告した。わたしが紹介した料理は、おいしくて、気晴らしになるような目新しさのあるものだった。

冬は温かいごちそうにはうってつけの季節で、コニーはとりわけ簡単にできるチキンのシャンパン煮（三〇三ページ参照）の贅沢な味わいを楽しんだ。さらに、フルーツと野菜でもすばらしい料理ができた。彼女は梨のコンポートが気に入った――八分から一〇分でこしらえられる脂肪ゼロのデザートが、こんなにおいしいとは信じられないだろう！（沸騰した湯の中に梨を赤ワインと少量のシナモンと砂糖といっしょに入れて煮て、冷やすだけだ）。友人に出すと、彼らもすっかり夢中になってしまった。

コニーのこれまでの食事は味わいに乏しい、太るものばかりだったので、新たにとるようになった代替品はたちまち効果を発揮した。ルールに従って、決して空腹になりすぎないように気をつけた――最大限の満足を得るために、高カロリーの食べ物はおやつに限定することにした。栄養があって満足感を与えてくれるナッツひとつかみと、チーズの小さなかけら。キッチンでも新しい冒険を試みて、脂肪ははるかに少ないが、以前は知らなかった風味に富んでいるものが登場するようになった（グリーンサラダにはオリーヴオイルではなく、アニスやヘーゼルナッツオイルをかけた）。

さらに、幸運なことに、コニーはバーガーやピザを恋しいとすら感じなかった。相変わらず外食するときには、週に一、二度食べていたが、さまざまな食の可能性に気づくようになると、そういった食べ物を頻繁に食べる気がなくなってきた。やがて、いろいろな「敵」の量の調節が自動的にできるようになった。

ひと月後、かつては「あたりまえ」だった昼食のピザふた切れが、重く、脂っこく感じられるようになった。ダイエットソーダはもはや買い置きされていなかったが、さしせまった問題にはならなかった。少量のフルーツジュースを微発泡のミネラルウォーターで割ったものに置き換え、少しずつソーダと手を切る方向にもっていったからだ（品質を優先して多少のカロリーを加えたほうが、はるかに健康的なこともあるのだ）。

コニーが食べ物に対する感覚を研ぎすませていくにつれ、とても関心を持ったのは、盛りつけだった。夏のあいだ、彼女はとてもしゃれたケータリング業者の仕事をしていた。結婚式やその他のイベントで作るものはおいしいだけでなく、目にも華やかなものでなくてはならなかった。細かい部分にまで配慮することが、コニーの几帳面な性格にはぴったりだった。

さらに、フランス語でメニューという言葉が意味するものを、彼女は改めて認識した――料理の選択肢のリストだけではなく、えり抜きのさまざまな料理を意味するのだ。食べ物の注文や、皿に食べ物を盛りつけることは、しばしば画期的な経験になる。とりわけ、正しい分量の感覚を養うことができる。芸術的に創られたマグロのカルパッチョは、犬の餌のように皿にぶちまけられた同じ分量のマグロを食べるよりも、はるかに満足感を与えてくれる。いわば「テーブルの儀式」が大切なのである。

最初の三週間が過ぎると、コニーは二キロ減量し、すでに新しいエネルギーにあふれていた。気分もがらりと変わった。平均的体型の女性の場合、二キロはおおいに意味があり、コニーは服に楽に体が入るようになったと感じていた。さっそく、ひとつ下のサイズを買いたいと言いだしたが、わたしはもう少し待つように説得した。経験から判断して、彼女はまもなくさらにもうひとつサイズが下がるはずだからだ。

自分の肉体をよく知ろう

三つの例では、成功をおさめるための絶対的な秘訣はほとんど明らかになっていない。ただし、重要なことがある。フランス流の体重減少と健康のための戦略では、秘訣はなく、構成要素があるだけなのだ。上手に料理をするときのように、その結果はあなたが何を使うか、そして何があなたを喜ばせるかにかかっている。あらゆる事例に適応できる要素はいくつか存在する。たとえば、もう少し歩く、もう少し水を飲むなどだ。だがそれ以外には、やり方は申し訳ないほど個人主義的で、かなりの試行錯誤によって決まってくる。自分自身の「敵」と愉悦に対する直感力を養い、ある程度、自分にあうようにそれぞれを調整することが大切だ。

そのため、自分のやり方を発見するのに通常、三カ月はかかる。ただし、その努力を楽しまなくてはならない。三カ月の苛酷なダイエットはどんな女性をも意気阻《そ》喪《そう》させてしまうかもしれないが、新しい物事を発見し、自分の肉体をより詳しく知るための三カ月は、その後何年にもわたって報われる自分自身へのやさしさなのである。

これまでも、今後も、カロリー、炭水化物、タンパク質、脂質、糖質、あるいは他の化学成分などに必要以上にこだわることを勧めるつもりはない。大半のフランス女性は、そうした化学実験のような記述や、人生でもっとも神聖な「食べること」にろくに関心を払わないような生活を読んだら、うんざりしてしまうだろう。たまにバスルームの体重計にこっそり乗ることは忘れないでほしいが、毎日は不要だ。あなたの進化は目と手で判断し、服と鏡を指標として利用してほしい。

さらにシリアルだろうと肉だろうと、あるいはデザート、とりわけパイとケーキであろうと、三〇グラムから一四〇グラムの分量を知るために、キッチン秤を利用しよう。

自分がバランスのとれた体重に近づいていくことは、直感的にわかる自然な経過であり、発見と節制の両方を大切にしながら実行した微調整の結果なのである。うれしいことに、何年もたった今、コニーはとてもすてきになり、ヴォーグの表紙をすぐにでも飾れそうである。キャロラインは自分のバランスを保持していて、わたしが彼女のために設定した数値よりもおそらく一キロほど少ないと思うが、幸せに過ごしている。そしてカミールは？　彼女とは連絡が途絶えてしまったので、どうしているのだろうとよく思っている。三人のうちで、当初、彼女はいちばん幸せではなかったので、癒しと遺伝を口実にして食べ物に依存しすぎていた。だが新たに身につけた楽観主義を持ち続けているなら、きっと今も元気にやっているだろう。

ここまでお読みになれば、体質改善を始める際の戦略をかなり理解していただけたはずだが、まだ他にもたくさんの秘訣がある。

安定化のあとの食生活

よく食べ、正しく食べる――モリエール

安定化への準備

三カ月たてば、バランスのとれた目標体重まで道半ばというところだろう。体質改善の目標値が控えめだったら、半ば以上のところまで進んでいるかもしれない。改めて、あなたは自分自身に、すなわち目に、顔色に、心理状態に、とりわけ衣服に関心を向けてみるべきだ――それによって、自分がどういう地点にいるのかわかるはずだ。すでに目標に到達しているなら――あなただけが確実にそれがわかるのだが――おめでとう！　安定化の準備ができたのだ。

しかし、まだ途中だと感じているなら、自分が納得できるまで体質改善を続けるべきだ。すぐれた仕立屋は、仮縫いのために何度も足を運んでくれと言う。そして毎回、修正はわずかになっていく。体質改善を続けるなら、さらに前進を続けるために、どのあたりまでなら「少し我慢」する気になれるかを見極めよう。

だが、常に黄金律を心に刻んでおいてほしい。すなわち、楽しみと気晴らしをすることだ。可能なことは少しずつ減らしていく。三カ月前には非現実的だと考えていた食べ物の摂取レベルにまですでに到達しているかもしれないが（たとえば一日にわずかパンふた切れ）、もっと少なくしても（たとえば、ひと切れに）満足できるかもしれない。どのぐらい少量でも満足できるかは、試してみるしかない。

体質改善が成功すれば、楽しむ物事を増やしはじめてもいい。安定化に入っているからだ。これもやはり、個人的な「喜びを犠牲にする利益」を分析し理解することによって決定される。三カ月間、もっぱら太らないデザートをとってきたことで誇らしい気持ちになっているかもしれない。わたしもドクター・ミラクルの指導のもとではそうだった。だが、今やもっと定期的に、より魅惑的なものを味わいたいと感じているかもしれない（週末だけではなく）。それだけのことは成し遂げたんだから！と思っているのではないだろうか。

それは当然だし、自分にごほうびを与えるというこの本の方針にも合致することだ。そうなると必然的に、体重の減少は止まってしまうのだろうか？　いや、そうではない。万一そういうことが起きたら、ただあと戻りして、もう少し節制をすればいいだけだ。強力な応援が必要なら、週末は魔法のポロネギのスープで過ごすことさえありうる。だが減らすのと同じぐらい慎重にごほうびを増やしていけば、好物をもっと楽しみながらも体重を落とし続けることができるだろう。

食べることは官能的な喜びなので、三カ月後に、一生安定化する際に、もう少しおいしいものがほしくなっても当然である。どのようにしたらいいか？　好物を追加したら、埋め合わせのために相応の努力をすればいいだけのことだ。翌日は三〇分余分に歩く。カクテルは断わる。パンのバスケットは隣に回す。最大の喜びがどこから生じるのか認識するようになったら、どういう埋め合わせがいちばん効果的かも知らなくてはならない。毎週ごとにバランスをとろう。

フランス女性は本能的にそれを知っているように見えるが、手品のタネと同じように、実はそれは練習の賜《たまもの》なのだ。継続して体重を減らしていく鍵は、甘やかしたすぐあとに埋め合わせをすることだ。この「自分をだます」フランスのやり方は、喜びをなら、抽象的な理論を離れても自然に実践できるはずである。

最大にしてくれる。そしてうまくやれば、ごらんのとおり。埋め合わせはごく些細なことに感じられるだろう。正真正銘の効果とは満足感であって、絶対に欠乏感ではない。バランスのとれた体重を保つには、あなたの精神はあなたのパートナーでなくてはならない。

だが、抽象的な理論はもうこれくらいにしよう。さらなる前進と生涯にわたる健康的な食生活のためには、フランス女性が知っていることをより深く理解する必要がある。いわば、あなたは初歩のフランス語を学んだところだ。そろそろ、次の、さらにその次の段階に進もう。

5 季節を味わい、スパイスを学ぶ

季節を味わう喜び

最初の感謝祭にはイチゴはなかった。おそらくニューイングランドの野生のクランベリーだけだろう。最初の入植者たちは当然、地元の産物と季節にとれるものだけを食べていた。わたしたちの祖父母もしかり、もっと昔の先祖もしかり。一二月のトマト？　南アメリカならあるかもしれない。缶詰と、グローバルな流通のおかげで、わたしたちはあらゆる食べ物を一年を通して食べられるようになった。わたし自身、季節はずれの産物の人工的な美しい外見にだまされたこともあるが、薄っぺらな味はひと口食べればもう十分だった。冬のスーパーマーケットのトマトほど風味のないものはない。かたや夏に蔓《つる》で熟した本物のトマトの味は神々しいと言えるほどだ。

感謝祭の七面鳥に添えるパンプキンパイには理由があり、七月四日の独立記念日のホットドッグには理由はない。季節を味わうということは、一年の特定の月のあいだ、短期間だけ市場に出回るものを食べるようにすることである。季節のリズムは、肉体のバランスを保ち、健康を増進させるために重要な役割を果たしている。

たとえば夏になると、肉体は新鮮な緑の葉やかぐわしいトマトでこしらえたサラダを自然に欲するようになる。新鮮なトウモロコシと汁気たっぷりのベリーは喜びを与えてくれる——どれも栄養に富んでいるだけではなく、暑い季節には急速に失われる水分を多く含み、体を冷やしてくれる。秋と冬には、体を温めて活動をするために、もっと凝縮されたエネルギーを自然に求めるようになる。より多くのタンパク質を欲し、牡蠣、シーフード、温かく栄養のあるスープ、乾燥したさまざまな豆、肉によって寒い季節を幸せに始めるのだ。

旬のものを食べることは、フランス女性にとって精神的な喜びである——季節が変われれば手に入れられなくなると承知しているので、ありがたいと感じずにはいられないわきあがるような喜びなのだ。

自分の口に何を入れているかを強く意識することは、体重を増やすだけの配慮のない食べ方の対極にあるものだ。季節の最初のソフトシェルクラブは、それだけでごちそうだ。最初のイチゴはすばらしい記憶を呼び起こす。というのも、過去のいくつもの季節がいっせいに甦るからだ。さらに産物だけではなく、わたしたちが作るものにもこれはあてはまる。

この文章を書いているのは、クリスマスイブだ。パリのアパルトマンの窓から、有名なペストリーの店〈ジェラール・ミュロ〉が見える。傘をさした六〇人ほどの人々が雨の通りで辛抱強く列を作って、クリスマスのケーキ、ブッシュ・ド・ノエルを受けとる順番を待っている。これは信じていただきたいが、並んでいる彼らはいらいらしていない——とんでもない！（フランスだけだと、あなたはおっしゃるかもしれないが、残念ながらそのとおりだ）。そのケーキは濃厚で、カロリーは高いが、おいしい……フランス女性だったら、ひと切れかふた切れは絶対に食べるだろう。一年の数日間だけ食べられるために作られているので、それは決して省略できない伝統なのだ。そして、バランス感覚が養われれば、省略する必要は生じない。

市場《マルシエ》を生活にとりいれる

フランスの田舎の村だろうと都会だろうと、あるいはパリだとしても、毎週決まった曜日には、地元の広場や通り沿いにトラックを見かけるだろう。肉や猟鳥、フルーツや野菜、ハーブやスパイスにいたるまで、新鮮な産物、旬のものを運んできているのだ。二七個の樽に入った二七種類のオリーヴを見たことがあるだろうか？　市場の日は、フランスがかつてガリアと呼ばれていた以前からの何世紀も遡る伝統だ。フランスの複合企業がスーパーマーケット（アメリカのものと規模においても肩を並べられる）を選択した二一世紀になっても、なぜ市場は続いているのだろうか？　さまざまな暮らし方をしている人々が、暑さ寒さにかかわらず、降っても照っても、三種類のサヤエンドウ、七種類のじゃがいも、さまざまな形のパン、ウズラの卵、無農薬の飼料で育てたメンドリ、野生のイノシシ、四三種類のチーズ、無数の種類のハーブ、魚、生花といった多様な商品の中から、なぜ選びたがるのだろうか？

「職人的な」という言葉が最近アメリカのレストランや市場にじょじょに浸透してきていることが、その手がかりを与えてくれるだろう。手仕事的な性格は、常にフランスの食習慣と文化の中心に位置してきた。フランス女性はそれを生活にとりいれている。生産の場だけではなく、出荷にまでその精神は及んでいる。たとえば、数日どころか生んでから数時間しかたっていない卵は黄身が淡い黄色ではなく、オレンジ色で強い香りがある。その朝早く収穫された果汁たっぷりの白桃は、最高の食べ頃はたった一日で、あとはゆっくりと萎びていく。

いまだに食品を買うために市場に行くことはフランスの根強い習慣で、スーパーマーケットの増殖（ありがたいことに、現在は法律で制限されている）にもかかわらず生き残っている。そこは重要な社交の場でもあるのだ。近所の人間に会い、メモを比べ合い、さらに大切なのは、生産者、農家の人間と知り合いになることだ。向こうはあなたの顔を覚えてくれ、あなたは誰が信用できるかを見極める。これはどうしても必要なのだ。というのは、フランスでは商品を手で確かめることができないからだ。ただし信用できる売り手は、いつ、どのように、何といっしょに食べる予定かを聞いて品を選んでくれる。こうした相談は時間がかかることもあるが、並んでいる客は辛抱強く、隣人の買い物の真剣さに敬意を表して待っている。

わたしはサンジェルマン市場でフルーツの屋台の前に立った。夫のエドワードがもうじきニューヨークから戻ってくるので、食事を用意しようとしていたのだ。訓練された精神分析学者さながら、すばらしいフルーツ屋はわたしにたずねた。「今夜用なの?」「ええ、白桃はね、でも黄色の桃は明日の夜に食べたいの」彼女はフルーツをじっくり眺めて慎重に選んでくれた。

わたしはいつもその夜に必要なものだけを買っているが、翌日は市場が閉まる時刻までオフィスに足留めされることになるとわかっていたし、土曜のパリでの最初のランチには、エドワードにカヴァイヨン産のメロンをごちそうしたかった。メロンは彼の大好きなフランスのフルーツだった。メロンの山のほうに向くと、彼女は質問した。「これはいつのため?」わたしが説明すると、彼女は仕事にとりかかり、いくつかの重さを手で確かめ、茎と香りを検討した。それから、ふたつに絞り、最後に自信たっぷりの笑みを浮かべて言った。「それなら、こっちね」右手のほうを差しだした。左手のメロンは日曜まで食べ頃にならないと計算したのだ。

もちろん、冷蔵庫でフルーツを保存する人間はいないので、わたしは彼女の選んだメロンをキッチンのカウンターに置いたバスケットに入れて、それきり忘れてしまった。土曜の朝、エドワードの到着の期待に興奮して目覚めると、アパルトマンじゅうにうっとりするような香りが漂っていた。メロンが「食べて」と叫んでいたのだ。おかげで、エドワードが空港から到着したときは、もはや秘密にしておくことは不可能だった。キッチンの前を通りながら、夫はひとことこう言った。「ワオ」

ニューヨークでは、パリやプロヴァンスにいるときほど熱心に市場に足を運ばないとはいえ、やはり農産物を見つけたり、人と出会って挨拶したりするための貴重な経験の場になっている。何が旬なのか目で見て味わうことができるし、その季節に地元でとれる最高の品物をどう料理したらいいか教えてもらえる。農家の人間たちは国を問わずレシピを分かち合うことが好きだし、好奇心旺盛で人なつっこいアメリカ人はたいていガンギエイとか、ズッキーニの花とか、スイバとか、エシャロットとかの料理方法を遠慮せずにたずねる（ここではあなた方は有利だ。ときにフランス人はプライドに邪魔され、無知と思われることを恐れてたずねるのをためらってしまうが、食べ物の情報に関しては絶対に控えめになるべきではない）。

一度でも青空市場でパン、卵、チキン、魚は言うまでもなく、フルーツと野菜を買ったら、乾物屋としてしかスーパーマーケットを見られなくなるだろう。当然、市場のリズムを学ばなくてはならない。フランスでは毎日市場があって恵まれているが、週に一度しか開かれない市場もある。たとえばプロヴァンスでは、有名な市場がニース、エクサン・プロヴァンス、アビニヨンなどで毎日開かれるが、もっと小さな町では週に一度、順番に開かれている。いつ、どこに行くかを調べるのは面倒ではない。

楽しいスポーツのようなものだ。

その努力はキッチンで一〇倍になって報いられる。世界で最高の料理人でも、貧弱な材料からはおいしい食べ物を作れない。さらに、天才級のひねくれ者でもなければ、すばらしい材料をまずい食べ物に変えることはできない。季節のおいしい食べ物にいちばんあうのは、もっともシンプルな調理法だ。品質を優先すれば、失敗することはまずない。

つまり、フランス女性のように生きるためには、品質を追求し、そのために少し余分にお金を払うということが含まれている。青空市場でも、あるいは市場の商品を仕入れている良心的な食料品店でも。以前よりも多くのアメリカ女性が、そういう暮らしを無理なくできるようになっている。フランス女性も限られた予算で暮らしているが、量よりも質の価値を理解してもいるのだ。

もちろん、入手が可能かどうかということも重要な問題だ。アメリカの市場はフランスの市場にすでに近づいてきたとはいえ、なかなか品質までは肩を並べるところまではいかない。とはいえ、新しい市場や特別な食料品店が国じゅうのあちこちにできている。とりわけ、有機農法で作られた産物への需要が増えているせいだ。努力してそういう店を見つけるようにしたい。さらにインターネットのおかげで、車を走らせて（あるいは歩いて）行けない距離にある多くの高品質の食品をクリックひとつで手に入れることができる。

スパイスを知る

フランスのどんな市場でも、たくさんの乾燥したハーブやスパイスばかりか、生のハーブを目にするだろう。都市でも町でも、食料品店はそれなりの種類のハーブを置いている。フランスの食べ物はあまりスパイシーだとは考えられていないが、フランス女性にとってスパイスは不可欠である。芸術的に用いられたスパイスは、わたしたちをうっとりさせてくれる。スパイスがなければうまみを脂肪分に頼ることになるレシピに、スパイスは世界じゅうの風味をつけ加えている。ハーブやスパイスを使うときは、スパイスはもともと味がきついことを念頭に置いて控えめに使おう。少々のターメリックでも味がぐんとひきたつし、量を足すことはいつでもできるが、減らすことはできないのだ。

フランス料理でもっとも一般的なハーブは、パセリ、スイートバジル、タラゴン、タイム、レモンタイム、チャービル、マジョラム、オレガノ、ローズマリーである——スープ、肉、鶏、魚、野菜、サラダに使われる——そしてセージは魚とサラダにはふつう使用されないが、肉とマッシュルームにはすばらしくあう。最大の風味をひきだすために、使うときは最後の最後でみじん切りにしよう。

スパイスとしては、パプリカ、カイエンペッパー、さらに最近はカレーやジンジャーを鶏、肉、野菜に使う。もちろんシナモンとナツメグはデザートにおもに使われるが、たとえば煮るにしてもあぶるにしても、ほんの少しラムにシナモンをふりかけてみるといい。あるいはクリームを使ったチキン料理や、人参、インゲン、カボチャ、ほうれん草といった野菜にナツメグを少々使ってみよう。

マスタードは用途の広い香辛料だ（最高品質のものを手に入れよう……わたしたちフランス人はディジョン、ポメリー、モーで作られるものを好み、それぞれ、さまざまな品質の無数の生産者がいる）。クリームスープ、ハンバーガー（ケチャップに代わるすばらしいものとして）、チーズや卵の料理、サンドウィッチ（マヨネーズの代わりに。もっと贅沢な味になる）、サラダのドレッシング、魚のソース、あらゆるキャセロールに少し加えると、香りと複雑さが増す。

バジル、ミント、ローズマリーのような生のハーブは、夏の料理に理想的だ。かたや秋や冬には、乾燥ハーブとスパイスが、ラムからフルーツコンポートにいたるまで、ありとあらゆるものに最高のアクセントを与えてくれる。スパイスは重めの食べ物の消化を助け、冬にはより厳しい試練にさらされる免疫システムを強化する。したがって、寒い季節にはより積極的にスパイスを使いたい。

またハーブもスパイスも塩分を控えるのに役立つ。塩分は水分の停留を招き、一時的に体重を増加させる。たとえつかのまでも体重が増えたと感じることは、減らそうとがんばっているときには意気消沈するものだ！

当然、スパイスの品質はとても重要である。それゆえにフランス人はコショウにも塩にもミルを使い、必要なときに新鮮な香りをひきだすために、その場で原料を挽く。海塩は、通常のヨウ素添加食卓塩よりも濃厚で、味覚の世界を一変させる。また、少なくとも一ダースの種類のコショウの実があることはご存じだろうか？　現在では簡単に自分でハーブを栽培できる。すでに抜け目ない企業家が簡単栽培キットを創造した——ただ水をやるだけで、二週間後には小さな菜園ができあがるというものだ。まずはやってみよう。

都会では、晩春から初秋まで、わたしはさまざまな種類のパセリ、タイム、ローズマリー、ミント、チャイブ、バジルを窓辺のプランターで栽培している。そして秋が深まると、家の中の日当たりのいい場所に移動させる。バジルは室内の暮らしに適応しにくいので、夏の終わりに一枚一枚葉を平らにして冷凍し、さらにペストソースをたっぷり作る。これは製氷皿に入れて凍らせる。凍ったキューブはひとつひとつ真空パッケージに入れておくと、寒い一二月の夜には便利だ。キューブひとつで、一人分のパスタソースには十分である。

個人的には、刺激的で個性的な香りのせいで、ローズマリーがとても好きだ。お気に入りのハーブとして生のものも乾燥したものも、さまざまな種類のチキンといっしょに使っている。初めてローズマリーを知ったのは、ティーンエイジャーのときにプロヴァンスで休暇を過ごしているときだった。親戚の一人が寝室にローズマリーを入れた容器を置いていたのだ。その刺激的な香りには浄化作用があり、鎮静効果があると彼女は考えていた。鼻の下にローズマリーの枝をあてがってみれば、プロヴァンスの人々が言っていることがわかるだろう。

さまざまなスパイスを試してみれば、やがてどれがいちばん好きになれるかわかるだろう。それをいつも常備しておくのはいいが、常に新しい香りの組み合わせを工夫するようにしよう。風味のつけ方を変えるだけで、ありふれた料理が劇的に変化することがある。

ここでは「少なければ少ないほどよい」ということだけを覚えておいてほしい。慎重に食べ物を味わうことを学べば、かつてなかったほど材料の相互作用について気づくようになるだろう。より多くの風味を識別する訓練をすれば、より複雑な味を評価することができるようになる。そして、よく訓練された味蕾のおかげで、満足するのがより早くなる。自分が食べているものに精神を集中すれば、ますます食べる量が少なくなり、体重は減っていくのだ。

ナッツの魅力

フランス人は、サラダにはいつもナッツを入れるし、魚や肉にまで刻んだナッツをふりかける。パスタに加えたり、ヨーグルト、ケーキ、アイスクリームにも砕いたものをふりかける。ナッツからは香り高いオイルが抽出され、それはすばらしいオリーヴオイルのすてきな代用品になる。

ナッツはきわめて栄養価が高く、多くの料理や盛りつけに、おいしく健康的なアクセントを添えることができるが、その脂肪分の高さのせいで、ますます存在感を高めている。だが、ナッツがスパイスだということはご存じだったろうか？

生のヘーゼルナッツやアーモンドを食べたことがあれば、理解できるだろう。ナッツが木ややぶに実っているフルーツだということが心の底から納得できる。わたしは弁解のしようがないほどナッツ好きだ。とりわけヘーゼルナッツ、クルミ、アーモンドが好物だ。ナッツ好きになったのは、子供時代の恵まれた環境のおかげだと認めねばならない。わが家の庭には数本のヘーゼルナッツの木と、大きなクルミの木が一本あったのだ。さらにアルザスの祖母の家の裏には、ヘーゼルナッツの果樹園もあった。

何年ものち、ギリシャの友人を訪ねて、わたしは生のアーモンドを味わった（より繊細で、とても官能的な甘みがあった）。フランスに戻ってくると、わたしはその経験を追憶するために、自分の部屋にボナールの「花咲くアーモンドの木」のポスターを貼った。秋になると、わが家ではいつも生のナッツを食べる。日曜の食事のあと、コーヒーの直前にナッツのボウルを回すのだ。子供たちは殻を割るのが大好きだった（殻をつけたまま保存しておくと香りが飛ばないので、カロリーを気にしていても、少量でも満足することができる）。

子供の頃、母は午前一〇時の休み時間に校庭で食べるようにと、小さな茶色の袋にひとつかみのナッツを入れてくれた。実質的にわが家の家族の一員だったやさしく若いナニー、イヴェットは、こうした上質の食べ物が子供たちのすばらしい成績の秘密だと信じていた。

塩気のない生のナッツは今でもわたしの大好物のひとつで、ときにはランチの一部にもなり、旅行のときの非常食にもなる（非常食にはナッツの他にドライフルーツ、とりわけアプリコットが含まれていて、空港の出発ラウンジではバッグにいつも忍ばせてある）。ナッツはビタミンE、葉酸、カリウム、マグネシウム、亜鉛、その他健康には必須のミネラルの優良な供給源であるばかりか、不飽和脂肪にも富んでいる。ただしナッツは高カロリーで高脂肪の食べ物なので控えめに食べるほうがいい。六つから八つ（だいたい三〇グラムぐらい）のナッツは、たとえばチキン六〇グラムに相当するが、重要な栄養素においてははるかにまさっている。ほんの少量を食べて、健康的な恵みを享受してほしい。ひとつひとつ、味わって食べることが大切だ。

店に並ぶ品物は、大半が何カ月もたった、ときには変質したものだ。飛行機やラウンジで出されるものも似たり寄ったりで、油臭さを抑えるためにしばしば塩味がきつくなっている。最高の品質のナッツを確保することは、大変な苦労をともなうかもしれない。わたしの場合、ニューヨークに引っ越してからもフランスの両親を定期的に訪ねているので、母が重要な供給者である。毎回、ヘーゼルナッツの大袋をニューヨークに持ち帰っている。

ある年、感謝祭の食事を用意していて、ペカンを使ったパンプキンパイのすばらしいレシピを入手した。ペカンはなかったので、生のヘーゼルナッツを代用した（二四九ページ参照）。パンプキンパイが好物のエドワードは、これまで食べた中でいちばんのパイだといまだに言っている。

さて、オレゴンに収穫直後のヘーゼルナッツを注文してみたら、子供のときに食べていたものにかなり近いことを発見した。たとえ摘みたてのナッツが手に入らなくても、少なくとも、それが古くなっていないことを確認しよう。健康食品の店は回転率がいちばんいいはずだ。ナッツは光の当たらない場所で、密閉した容器に入れて保管しておかねばならない（ただし、冷蔵庫にはどうか入れないでほしい）。

さまざまなフルーツの楽しみ

フランス人らしく生活するということは、大量のフルーツを食べることだ——季節のものを。わが家でもまさにそうだった。わが家の庭には何列もイチゴが植えられ、見上げるような桜の木には大きくて汁気たっぷりの二色のサクランボがたわわに実り、小さいほうの桜の木には酸っぱいサクランボがなった。ラズベリーとブラックベリーのやぶは、石塀に沿って、さらにクルミやヘーゼルナッツの木の根元に雑草のように茂っていた。また、さまざまな区画に、ルバーブ、タマネギ、ポロネギ、トマト、人参などといっしょに、もっぱらジェリーやジャムにするアカフサスグリやもっと大きな種類のベリー類が植えられていた。

イチゴの季節はイチゴばかりだった。現在も当時もイチゴはわたしの好物で、六週間というもの、まさに食べる数分前に摘んでは、ほぼ毎日デザートに食べていた。父は収穫に熱心で、春になると畝のあいだの地面にわらをまいた。緑の実がお日さまをたっぷり浴びて熟していくときに、地面ではなくわらに触れるように。そうすれば、洗わずに実を食べられたからだ（この大きな楽しみは、衛生観念の発達したアメリカ人の夫にとっては当初はショックだったようだ。しかし夫はやがてそれに慣れ、腹痛を起こすこともなかった）。

いくら好物でも六週間も食べ続けては飽きるだろうと思うのは、さまざまな変化をつけない場合だ。月曜日は母がしゃれたことをする時間がほとんどなかった。そこで昼食のとき、テーブルの真ん中に置かれた大きなボウルに盛ったイチゴをそのまま食べた。おおむねその他の日は、レストランでは食べられないようなフレーズ・ア・ラ・クレームにした。母は熟したイチゴをフォークで軽くつぶし、深紅の果汁をしみださせた。そこに砂糖を少々加え、昼食まで室温で放置しておく。食事のときには抵抗しがたい芳香がたちのぼっていて、生クリームを混ぜれば、うっとりするような淡いピンクのスープができあがった（考えただけで唾がわいてくる）。金の縁どりのある小さな白いデザート皿に盛りつければ（少量をもっと多く見せる技だ）、お代わりをして、心から満足することも可能だった。

日曜はパイの日で、母はタルト・オ・フレーズを焼いた。すべて同じサイズの完璧な粒をかごいっぱいによりわけると、おいしいパイ生地かクッキーを焼き、さましてから、生のイチゴをずらっと並べた。そこにストロベリーソースをかけ、ホイップクリームで縁どると、どんなしゃれたペストリーの店で目にするものよりもきれいで、うっとりするほどおいしく、しかも圧倒的にカロリーの少ないケーキができあがった。

冬の時期は酸っぱいサクランボで同じレシピのケーキを焼き、わたしたちは酸味のきいたパイを楽しんだ。摘んで、種をとり、煮沸消毒したガラス瓶に保存する作業はあまり楽しくなかったが、全員が夏の日曜の夜に手伝わなくてはならなかった。しかし、新鮮なフルーツが手に入らなくなる冬に、わたしたちがチェリーパイを大喜びで食べることを母はいつも思い出させて手伝わせた（フルーツは、季節はずれの楽しみがそれ自体芸術である珍しい食べ物である。しかもフランス女性は、他に例を見ないほど保存の方法に通じている）。

母は酸っぱいサクランボの他の食べ方も知っていた。生（家族でも女性だけがそういう食べ方を好んだ）で、パイで、あるいはとりわけおしゃれな日曜の昼食にぴったりの、父の大好きなデザート、ババ・オ・ラム。ラム酒にケーキを浸す代わりに、母は保存していたサクランボの果汁に、ほんの少しラム酒を加えて生地を湿らせた。盛りつける前に、サクランボを大きな焼いたケーキ生地の穴に詰め、ホイップクリームをかける。しょっちゅう作らないが、お客さまにはいつもリクエストされるごちそうだった。お代わりを許されるのはお客さまだけだった。

ラズベリーとマルベリーは季節にそのまま食べることが多いが、あまりたくさんとれるので、母は一部を冷凍した。この保存方法はイチゴでは惨めな失敗に終わり、旬に食べるイチゴの価値がいっそう高まったが、他のベリーでは効果的である。

たいてい日曜に出された、わが家でもっとも好まれる冬のデザートのひとつは、てっぺんにベリーを飾り、その果汁が側面に垂れ落ちているヴァニラプディングだった——目にも楽しいばかりか、独特のおいしさがあり、わずかに甘みのある、濃厚だが繊細なプディングの味が、解凍したベリーのやわらかな舌触りや香り高いソースと絶妙の対比を見せた。

他のベリーは、アルザスでは庭の塀の向こう側にどっさり自生していた。祖母の家の裏手の森には、ミルティーユ（野生のブルーベリー）のやぶが一面に広がっていた。そこは祖母の秘密の庭だった。全員が小さな容器を渡されていっぱいにするように命じられたが、わたしはこっそり口にも詰めこんだものだ。祖母はパイを作るためにミルティーユを大量に必要としたのだ。

といっても、この小さなフルーツは、アメリカで見かけるおはじきの大きさのブルーベリーとはまったく異なるものだ。ミルティーユのほうが味がよく、甘いと同時に酸っぱく、どこかスパイシーな味がした。

世界の大半で、夏には桃、メロン、さらに梨が出回り、秋になるとりんごが収穫される。フランスでは、晩夏から秋にかけて登場するさまざまなプラムが好まれる。実際、毎年一万八〇〇〇トンのプラムが消費されている。ふるさとに戻ると、東フランス特有の品種、ミラベルの季節が夏のちょうど終わりに始まる。小さくて丸くてジューシーで甘い小さな黄色のフルーツで、大きさはチェリートマトぐらいで、ヴァニラとハニーを思わせるかすかな香りがする。これはタルト、ソース（アップルソースのような）、ジャム、シャーベット、アルコル・ブランという、祖父が重い食事のあとに消化を助けるために飲んでいた透明な強い蒸留酒に利用された。

フランスでもっと一般的な品種はクェッチだ。細長いジューシーなプラムで、ヴァイオレット色をして果肉は硬い。秋になると、わたしはクラフティという焼き菓子とタルトをそれで作る。このプラムは冬のごちそうのために冷凍に向いている。冷凍庫にしまっておいたプラムは、手軽にデザートを作るときに、よくパンナコッタにあわせる。パンナコッタはものの五分で作れるし、あと五分で解凍したプラムを少量のバターで煮て、砂糖とシナモンを少量加えて上にかければ、カスタードの風味と舌触りがよくなる。

最後に、個人的な健康プログラムの一環として、年じゅう食べている品種がある。プリュンヌ・ダントと呼ばれるスミレ色のプラムで、有名なアジャンの干しプラムを作るために南西フランスで使われている。わたしはいまだに週に何度か朝食にプラムをふたつ食べるので、エドワードにからかわれる――彼にとってはフランス人らしからぬ平凡なことに感じられるらしい。しかし、プラムはビタミンの宝庫であり、むろん繊維質も豊富なので、カリウム、カルシウム、マグネシウムたっぷりの穏やかな便秘薬だと昔から冗談めかして言われているほどだ。フランス女性はプラムをすばらしい解毒作用のある食べ物とみなしている。肉体を浄化し、微量元素のバランスを保つので、子供には積極的に食べさせるべきだし、老人ばかりか、あらゆる年代にいいフルーツだ。

フランス人のフルーツの好みを語るときには、レモンをはずせない。晴れたカフェのテラスでフランス女性といっしょに飲み物を頼んだことがあるなら、たいていエスプレッソかミネラルウォーターの前（または代わり）にレモンジュースを飲むことはご存じだろう。それは基本的にレモン果汁に冷水かお湯（どうか砂糖抜きで）を加えたものだ。朝食に飲んでもいい（レモン半分でいいだろう）。イタリアでよく飲まれているカナリーノもよく楽しんでいる。これは新鮮なレモンの皮をお茶として抽出するものだ。レモンの味をとりいれることは、精神的安定をもたらす、すばらしい習慣である。

フルーツの摂取は、フランス人とアメリカ人の食事パターンで、もっともちがいが鮮明な部分である。多くのアメリカ女性がほとんどフルーツを食べず、食べている人も、スーパーマーケットで買っているなら、風味がないとか、ワックスがかけられているとか、熟さないうちに出荷されているとか、文句を言うのではないだろうか？

フルーツはフランスの生活では欠かせない存在だ。しかも、面倒だという言い訳はできない。というのも、調理せずに簡単に味わえる食べ物だからだ。今、何が手に入り、手に入らない季節のために、いつ、何を保存できるのかを知っておけばいいだけだ。いい品が売られている場所に週に一度足を運べば、おいしいものを簡単に入手できる。市場まで行くことができれば、食べることの最大の快楽を存分に楽しめるだろう！ それが無理でも、フロリダから一一月末から二月まで運ばれてくるもぎたてのオレンジとグレープフルーツは、本物のごちそうで、冬のあいだのフルーツ不足を解消してくれるだろう。

トマトは旬を待つ

プロヴァンス料理の究極の材料は「愛のりんご」として有名なトマトだ。学校の授業で習うように、トマトはフルーツである。したがって調理せずにそのままでも、出盛りの季節にはぜひとも食べるようにしたい。本物のトマトがなくなってしまう冬は、おいしいトマトが食べたくてたまらなくなる。それだけに、この夏のフルーツがいっそう貴重に感じられる。きれいな外見だけで選ばないようにしよう。旬を待とう。

シーズンオフにはチェリートマトで妥協して（年じゅう利用できて便利だ）、トマトにのめりこむのは夏の数カ月だけに限っている。

覚えておいていただきたいのは、珍しい黄色の品種（どんなトマト料理でも視覚的に映える品種）を除いて、熟れたトマトは鮮やかな赤い色をしているということだ。しかし色だけでは十分な判断材料にはならない。熟れた匂いがしない、あるいはまったく匂いがしなければ、熟していないのである。

トマトの豊かな自然の風味を味わいたいなら、冷蔵庫に入れてはならない。カウンターの空いた場所に置いておき、使う直前に洗おう。冬には、トマトのピューレが多くのソースに甘みのある濃厚さを与えてくれる。

キノコは定期的に食べよう

アメリカ人に比べフランス人は、まちがいなく、量においても種類においても、はるかに多くのキノコを食べている。生のキノコが市場をにぎわせるようになる秋が巡ってくるたびに、フランス人は心から興奮を覚える。いいレストランではキノコ料理を売り物にし、さまざまなキノコを味見できるメニューは、しばしば贅沢なごちそうとみなされる。

アメリカでも一年を通じてキノコを見つけるのはむずかしくない。といっても、湿っぽい工場の地下で栽培するもののことだ。そういうキノコはご存じだろう。白くて完璧な形をして、半球形のボタンのような笠がついている。こうしたクローンを食べても害にはならないが、見栄えの悪いキノコのほうがはるかに味がいいし、とれたてのキノコは信じられないぐらいおいしい。

上等のキノコはグルメ向けの店(物によっては仰天するほど高価だ)や、青空市場(やはり安くはない)で手に入る。しかし、キノコに関しては値段は妥協するべきだ。スーパーマーケットは避け、可能なときに思い切って大金をはたこう。

祖母はキノコの扱いに関しても専門家だったので、母にキノコの乾燥方法と滅菌による保存方法を教えた。乾燥した上等なキノコは生の粗悪な品よりもはるかにおいしい。だが上等な生のキノコにまさるものはなく、生のキノコの中でも、野生のものが最高である。ジロールと呼ばれるアンズタケ(黄色っぽいオレンジ色)、クロラッパタケ(黒色)は春じゅう多くの料理、とりわけ子牛、ウサギ、猟鳥のつけあわせになる。

わが家で人気のレシピはごく単純な野生のキノコのフリカッセである。キノコは水を使わずに、清潔な乾いたタオルとフルーツ用ナイフだけできれいにする。少量の油とバターをフライパンに入れ、泡が出て熱くなったら、ごく細かく切ったエシャロット、レモン果汁、パセリ、塩、コショウといっしょにキノコをソテーする。シャンパンにあわせるその前菜は、わたしの精神と味蕾にとって、食べ物とワインの最高の組み合わせのひとつである。何年ものち、ランスの一流レストラン〈レ・クレイエール〉でその料理を発見して、祖母のワインと食べ物に対する直感が正しかったことが証明された。のちにイタリア人の友人がマスカルポーネチーズとパルメザンチーズを使ったキノコのフランのレシピを教えてくれたが、それも同じようにシャンパンにぴったりの品だった。

その満足すべき風味と舌触りにもかかわらず、キノコはほとんど脂肪分、糖分、塩分がなく、繊維質の供給源で、他の生野菜以上にタンパク質が豊富だ。ビタミンやミネラルにも富んでいて、とりわけビタミンBはたっぷり含まれているが、ゆでると失われてしまうので、軽くオイルドレッシングをかけて生で食べることを検討してみたい。ただし、スーパーマーケットの品ではこの食べ方は勧められない。キノコは定期的に摂取するべきである。生でも調理してでも。

サケは天然ものを選ぶ

あなたが比較的若く、都会に住んでいるなら、さまざまな種類の魚、とりわけサケは一年を通して手に入るものだと考えているかもしれない。心臓病から皺《しわ》にいたるまで、ありとあらゆるものに効くと喧伝されて以来、そこらじゅうでサケを見かける。驚くほど凝縮した良質の脂肪を食べることで、多くのメリットがあるが、とりわけ血圧を下げ、血液をサラサラにし、血管を広げ、心拍を整え、癌を予防すると言われている。しかし、そうした特徴に目を奪われて、サケが産卵のために果敢に川を遡っていくことを忘れていないだろうか？　実はサケは季節の食べ物なのだ。

一年を通して増大している需要に応えるために、現在、大半のサケは巨大な養殖場から出荷されている。そこでは環境的プレッシャーにさらされているせいで、奇跡の食べ物と呼ばれる所以《ゆえん》の栄養素も格段に減ってしまう。わたしはアラスカへ釣りに行き、昼食に自分の釣ったサケを食べたことがある。一般にサケとして売られているものと、天然のサケとでは、色も味も天と地ほどの開きがあった。ただし天然ものは国じゅうのどこでも、値段が二倍ぐらいはする。これはたんに需要と供給の関係で、全国に行き渡るほど十分に上等なサケがとれないからだ。

サケに関していえば、おいしいものほど量が少ない。風味と舌触りは多少失われるが、養殖のものを買うよりも、天然のサケを冷凍しておいたほうがいい（アラスカ産、あるいは太平洋産のものを）。

フランスではなんらかの形でサケを出さないレストランはひとつもない。養殖ものがない時代は、サケはノルウェーかスコットランド（いまだにヨーロッパのグルメたちの御用達だ）から運ばれてきた。あらゆる料理の中でいちばんありふれているのは、スモークサーモンで、手がかからないのでディナーパーティーやカクテルパーティーの前菜としてうってつけだ。トーストにのせたスモークサーモンとシャンパンは、古典的な組み合わせである。サーモンの油分と塩辛さがシャンパンの酸味と驚くほどよくあう。

サケは非常に用途が広く、あらゆる味になじむ。スモークか生か調理した（温めて、あるいは冷やして出された）上等なサケに、じゃがいも、ライス、ポロネギ、フェンネル——何でも好みの野菜をあわせてみよう。サケはディル、バジル、クミン、ケイパー、レモン、その他さまざまなアクセントで味がひきたつ。だが、単純さにおいて、サーモン・ア・リュニラテラル（二五五ページ参照）にまさるものはないだろう。これは作るのにわずか六分しかかからないので、ピンチのときにわたしがいつも出す料理だ。

伯父のシャルルはスパホテルを経営していて、ヌーベルキュイジーヌの初期の頃に、薄い味つけでもおいしく食べられる、簡単で誰にでもできる料理方法を教えてくれた。「治療」のために金を支払っているが、休暇気分で「贅沢」も楽しみたい宿泊客に、伯父はこの料理を用意した。これは役に立つ教訓である。欠乏感のために金を支払いたがる人間はいない。この信じられないほど簡単で健康的な料理こそ、食事のしめくくりにオムレット・ノルヴェジアン——フランスじゅうでもっとも濃厚なアイスクリームのデザート——を食べたがる人々にとっては、すばらしい代替品になると伯父は考えたのである。

低カロリーでミネラルに富んだ貝類

わたしはホタテ貝が大好きだ。甘みがあってコクのある肉厚の円形の貝は、おそらく一〇月末か一一月はじめから三月までが旬である。フランスのシーフードのメッカ、ブルターニュ地方のほとんどのレストランがホタテ貝を出すのは、その時期だけだ。ホタテ貝はとりわけ年末には人気がある。一一月に大好きなパリの有名なビストロ〈ブノワ〉でそのことを改めて噛みしめた。そこはすべてにおいて申し分のない店だが、それでもわたしは訓練されたウェイターにたずねた。「今日のお勧めは?」「マダム」彼はわたしの言葉に傷ついたように答えた。「もちろんホタテ貝ですよ!」その言葉どおりだった。

牡蠣もまた類のない食の経験である。キャビアほど高価ではないが、二一世紀にはきわめて洗練されたものとみなされるようになった(一九世紀には低価格でありふれていて、少々プロレタリア的だった)。そして、これ以上に簡単に食卓に出せるものがあるだろうか?

伝説のパリのシェフ、エスコフィエは、二〇世紀の初頭に、うまみのある塩辛いエキスを受ける小さなボウルとして殻を半分だけつけた牡蠣を、砕いた氷の上にのせて出すという演出をしてみせた。レモンをぎゅっと搾り、ペッパーを少しきかせると、天然の風味が見事に完成される。いったん口にしたら、海の女神の灰色がかったやわらかな塊が喉をつるりと滑り落ちていく感覚に、はまってしまうだろう。快楽主義者は牡蠣を食べる誘惑には、何をもってしてもあらがえないにちがいない。そして本当に官能的な喜びは、他の人間が自分といっしょに牡蠣をうっとりと味わうのに見とれることだ、と言えるかもしれない。

わたしの夫は、結婚したばかりの頃に、ブルターニュ地方を初めて旅したときの話を好んでする。夫にとってその旅の目的は、風景、海、イギリスとの類似性の発見、建築物、歴史だった。わたしもそうしたものに興味はあったが、率直にいって、ブルターニュ地方のムール貝、牡蠣、クレープ、驚くほど種類のあるクッキーを食べることにもっと熱心だった。

まず牡蠣の養殖所を訪ねるために、海辺近くの美しい小さな宿屋に向かった。海辺近くの小屋ではダース単位で牡蠣を出してくれたので、昼食には早かったが食べてみることにした。二人だけですわって注文し、ふと目を上げると、エドワードがげらげら笑っていた。目の前に置かれた皿をのぞきこむや、わたしは他の人間といっしょにいることをほとんど忘れ、海水とその貴重な産物の香りに幻惑されてしまったのだ。わたしが夢中になって小さな塊を飲みこむように食べていると、エドワードはこんなふうに牡蠣を「経験」する人を見たことがない、と言った。しかも、それはまだ二ダース目にとりかかっているときだった。

翌日、わたしはフランス人がどのようにムール貝を食べるのかを夫に実演して見せた。フォークは必要なく、最初に食べた貝殻の一枚を使って、ムール貝の身をすくうのだ。ミュスカデ・ワイン一、二杯をあわせて、カロリーは低く、ミネラルとビタミンに富んだすてきな昼食をとった。

牡蠣も意外なほどバランスのいい食事の中心になりうる。タンパク質、炭水化物、それに少量の脂肪が含まれているからだ（ビタミンとミネラルに富んでいることは言うまでもない）。半ダースの牡蠣が六〇か七〇キロカロリーしかないことに、いつも驚かされる。

偉大な愛のように、牡蠣は多くを与えてくれる。いつも新しく、決して飽きないものを。パリにいるときは〈ル・ドーム〉のようにすばらしい牡蠣を出してくれる店が、行きつけのカフェテリアになる。アメリカのレストランでも驚くほどさまざまな牡蠣が提供されるようになった。ただ、すぐれた養殖技術のおかげで安定した供給は得られるものの、爆発的に増加している需要には応じきれていない。牡蠣の季節はかなり長いのだ。文字どおり通年だが、最盛期は秋と冬だ（Rのつく月に食べられるという規則は、冷凍技術以前のものだ。とはいえ、夏のあいだは食中毒に用心したほうがいい）。わたしたちフランス人は牡蠣を年末の儀式のひとつとみなしている。クリスマスや、とりわけおおみそかにフランスの市場を訪れれば、国じゅうのグルメな人々が待ち望んでいる大量の牡蠣の木箱を見ることができるだろう。

季節のメニュー

何がいつ、いちばんおいしいかを知り、それをいちばん好きな味つけにすれば、季節のメニューは簡単に立てられる。安定化のためにとりわけ有効なメニューの例をあげておこう（一二四〜一二七ページ参照）。この時期を乗り越えれば、もっと濃厚な素材に代えてもかまわない――たとえば、生地を使ったクラフティなどだ。

ある日の春のメニュー

朝食

ヨーグルト
イチゴを添えたシリアル
全粒粉または多種穀類のパン
コーヒーまたは紅茶

昼食

アスパラガスのフラン（P.257参照）
グリーンサラダ
生地を使わないサクランボのクラフティ
（P.251のプラム・クラフティのレシピを参照）
ノンカロリーの飲み物（水）

夕食

豆のスープ
ラムチョップのグリル（P.254参照）
カリフラワーのグラタン（P.258参照）
ルバーブのコンポート
赤ワイン1杯

ある日の夏のメニュー

朝食

チーズひと切れ

ブルーベリーを添えた
½カップのミューズリー
(押しオート麦、ナッツ、フルーツなどの混合食品、
牛乳をかけて食べる)

コーヒーまたは紅茶

昼食

BLTサンドウィッチ

ラズベリー 1カップ

ノンカロリーの飲み物

夕食

チキンのグリル、ローズマリー風味
(P.259参照)

フェンネルのグラタン(株の部分だけ使う)

ルッコラのサラダ

桃のグリル、レモンタイム風味
(P.261参照)

白ワインまたは赤ワイン1杯

ある日の秋のメニュー

朝食

グレープフルーツ½個
ミックスハーブとリコッタチーズのオムレツ
（P.263参照）
パン（全粒粉、多種穀類、サワードゥー）
コーヒーまたは紅茶

昼食

レンズ豆のスープ（P.275参照）
シーザーサラダ
プラム
ノンカロリーの飲み物

夕食

ヒラメの紙包み焼き
（P.265のオヒョウの紙包み焼きのレシピを参照）
キノコのタンバル（ドラム型に詰めて焼いた料理）
シナモン風味の洋梨のコンポート（P.267参照）
シャンパンまたは白ワイン1杯

ある日の冬のメニュー

朝食

プロシュートハム
ルイーズおばあちゃまの
すりおろしりんご入りオートミール
（P.269参照）
イングリッシュマフィン½個
コーヒーまたは紅茶

昼食

子牛のパルメザン風味
カボチャ
キウイ
ノンカロリーの飲み物

夕食

おふくろ風野菜スープ（P.273参照）
サーモン・ア・リュニラテラル（P.255参照）
ノヂシャまたはチコリのサラダ
パイナップルのグリル、
ハチミツと山羊のチーズ添え（P.271参照）
軽めの赤ワイン1杯

6 さらにあなたをだますレシピ

五感をフル活用する

季節感（その旬に食べること）とスパイス（食べ物をひきたてる風味を選び、組み合わせること）は、食べることが大好きな人間が最大の「敵」と闘うために必要不可欠のものである。敵とはカロリーではなく、飽きだ。同じものを同じように繰り返し食べていれば、満足するために、より多くの量を必要とするようになるだろう。夕食として単一の味だけを食べていたら（大盛りのパスタとか、大きな肉片とか）、絶対に食べすぎてしまう。十分に考え抜かれた食事から得られる風味と舌触りの相乗効果の代わりに、量で満足を得ようとするからだ。

季節感とスパイスを自在に操ることは、フランス女性がもっとも得意とすることである。といっても、毎週のように新しい創造的料理をひねりだす時間があるから、そういうことができるわけではない。たんに、いくつかのコツを会得しているにすぎないのだ。同じスカーフを頭、首、肩、腰に巻いてさまざまな印象を与えるという驚くような技術を会得しているように、フランス女性はキッチンでも基本的な調理法を押さえたうえで、あとは即興によって、ありふれた材料を一見ちがうものに変えてしまう。

たとえば、調理法やスパイスを微妙に変化させたり、ふだんはメイン料理にしているものを前菜にしてしまったり、昼食の残り物を少しあとの食事にまったく形を変えて出したりする。それはすべて、目の前に置かれたものに対する五感の反応を操作することなのだ。しかも、それはありふれた赤いトマトではなく、珍しい黄色のトマトを選ぶといった簡単なことでかなえられる（視覚的変化、色、盛りつけを食の喜びにおいて軽視してはならない）。

食べることに関しては「自分をだます」いい方法と悪い方法がある。しばしば、食べ物は見かけとはちがう。砂糖を例にとろう。それはデザートに入っているだけではない。トマトソースに少量加えるという技もあるが、最近の粗悪な大型レストランでは砂糖が必要以上に使われている。

同じ甘みの傾向はバルサミコ酢にも見られる。一〇年前にはめったに使われないものだった——それも当然である。本物のバルサミコ酢は貴重で高価だからだ。だが需要が高まり、ほとんどのレストランは、本物のバルサミコ酢が誇りにしている香りのなさを隠すために、カラメルを加え着色した偽の安いバルサミコ酢をたっぷり使っている。脂肪もまた、レストランが依存しすぎるものである。材料があまりよくなくても、少々バターを使うと料理の風味が増すのだ。

バターたっぷりの料理という評判にもかかわらず、最近の正統的なフランス料理はほんのわずかの脂肪しか使っておらず、風味を他のもので出す傾向にある。そして砂糖も控えめになっている。だが高品質の材料を使うからこそ、そういうことができるのだ。蔓で熟したもぎたてのトマトは、こちらの望む甘みを自然に備えている。だが、いいトマトの偽物を作ることはできない。まず、あなたの住む土地では、何がおいしくて旬なのかを知ることから始めよう。

さて、どうやったら自分自身を巧みにだませるだろうか？　やはり簡単な方法をとりたい。レストランで注文するとき、わたしは複雑で手のかかった料理を好む。それでも、ウェイターにどうやってその料理を作るのかをたずねる。この簡単な質問をするのはとりたててむずかしくはないが、それによって、その料理に隠された無数のカロリーを避けることができるのだ。だが週に何度か自宅で料理するときは、費やした努力とお金に見合うだけの結果を出すようにしている。いくつかの材料を文字どおり組み合わせただけの料理に、歓声を聞くことほどうれしいものはない。

巻末のレシピは、おもに家庭での経験から生まれたものだ。どのレシピでも、簡単に作れて満足できる料理をご紹介した。同じ料理をがらりとちがって見せる方法、あるいは同じ料理を次の料理の基本として再利用する方法も示している。一度料理して、三日食べる。これはフランスでは一般的な方針だ。

また、その日の中心となる食事かどうかで、料理の出し方は変わってくる。ヨーロッパではたいていそうだが、フランスでも中心となるのは昼食だ。ワインとともにフルコースの昼食をとるなら、もっとも用途の広い食べ物であるスープを検討するとい い。カップサイズのスープを前菜として、あるいは前菜とメイン料理のあいだに出す。豪勢な昼食を予定しているなら、夕食はボウル一杯のスープを中心にしよう。これにパンと少々のチーズをつける。夕食の量が多いなら、昼食はスープかサラダだけにする。その日の中心の食事が昼食になろうが夕食になろうが、常に他の食事はもっと軽めのものにしよう。

スープと前菜

どちらの料理もふたとおりに使える。その日の軽めの食事の中心にするなら、分量を多少増やす。だがその日の中心となる食事の前菜にする場合、むしろ少なすぎるほうがいい。多くの人が「前菜」という文字どおりの意味を忘れがちだ。その日の中心となる食事の一品目の料理を食べたあとで、満腹感を覚えるべきではないのだ。

メイン料理

「メイン料理」という名前そのものが、アメリカ人の食事の観念と食いちがっている。「メイン」の料理はいちばんたくさん食べるもののように思われがちだが、そうではないのだ。食事のうち、あるひとつのものをたくさん食べることは、意外にも、すべてを同じだけ食べることほど満足感を得られない。結果として、後者は「体重にやさしい」。大切なのは、目、口、鼻――心――を楽しませることだ。「食べ物を楽しむ」ことを身につければ、あなたは満足感を得られるだろう。

デザート

フランスでは重い料理のあとに、濃厚なデザートは食べない。先立つ料理がもっと軽いときにこそ、ふさわしいデザートだからだ。さらに、デザートの入る余地がないということは、先立つ料理が多すぎるか重すぎる証拠だろう。

いずれにせよ、満腹のところに無理やりデザートを詰めこむのは、いい考えではない。デザートの前に食べるものと、デザートのバランスをとろう。そしてチーズやフルーツのように、甘すぎないものを好むようになろう。

デザートに関しては、レストランでのふたつの作戦を提案したい。最初の作戦はご存じだろう。シェアすることだ。ひとつを二人で注文する。だが全員が一人分ずつ注文し、雰囲気を壊したくなかったら、こうするといい。他の人がほとんど食べ終わるまで、とてもゆっくりと何口か食べる。それから、友人に逸話を披露するか、何か話しかける。あなたが話しているあいだ、他の人たちは食べ続けている。そのあいだに、それ以上は食べずにナイフとフォークをさりげなく「食べ終わった」ことを示す五時の位置に置く。給仕人が皿を集めに来たときには、全員がまだあなたの話に耳を傾けているだろうから、そのひそやかな節制に気づかないだろう。わたしは何度もそれをやっているが、いつもうまくいっている。

ヨーグルトの成分——どれもが同じように作られるわけではない

ヨーグルトはずっとわたしの秘密兵器だ。ドクター・ミラクルに一日に二度食べるように指示されて以来、ヨーグルトは簡単なおやつやデザートになっている。だがクレタ島を訪ねるまでは、心からの賛美はわいてこなかった。子供のときは、あまり家でヨーグルトを食べなかったのだ。ココアパウダーをふりかけたやわらかな白いチーズのほうが好物だった。生のミルクも飲まなかったが、夏に田舎の祖母の家で過ごすときだけは別だった。祖母は雌牛を飼っていて、毎晩、寝る前に朝食用の大きな椀で、まだ生温かい搾りたてのミルクを飲まされたものだ。自宅では、カスタード、フラン、クレーム・アングレーズ、プディング、その他、たいてい冬に出される、ミルクを材料にした温かくておいしい料理で乳製品をとっていた。

ヨーグルトは実はこうしたどんな乳製品よりも体にいい。医者は腸内細菌の破壊者である抗生物質を投与されている患者に、食事ごとに食べるようにとよく勧める。基本的なヨーグルト一グラムには、消化をよくするために必要な、ブルガリア菌や腸内連鎖球菌のような生きている菌が一〇〇〇万個も含まれている。

わたしの場合、ヨーグルトは慣れるまでに少し時間がかかった。フルーツなどが混ぜられたものは、当時存在しなかったのだ。甘いもの好きのわたしに与えられたのは、喜んでデザートの代用品にはしかねる酸味の強いヨーグルトだった。そこでドクター・ミラクルとわたしは、小さじ半分のハチミツか小麦麦芽をかけることにした。春にはシナモン風味のルバーブのコンポートがよくあい、ジューシーなイチゴやラズベリーを混ぜてもおいしかった。わたしは食品貯蔵庫に何も置いていない時期があった（「敵」を買い置きするなというドクターの方針に従って）。それによって、プレーンヨーグルトのおいしさに目覚めはじめた。あの酸味とクリーミーさが渾然一体となった味は、何物にも代えがたかった。

まだ学生のときに、夏のあいだ一日五ドルでギリシャを旅したことがある。現代ギリシャ語を勉強していたので、ホームステイして現地の人々と会話を練習したかったのだ。滞在した家庭は質素で、シャワーとベッド程度しか用意されていなかった。

だがわたしはギリシャ語がしゃべれたので、感激した一家は、朝は必ずキッチンに招いてくれて、水ととても濃いギリシャコーヒー（たいていの場所ではトルココーヒーと呼ばれている）、それにヨーグルトをふるまってくれた。

ギリシャでのある夏、わたしは親切な船長の奥さんの家に滞在した。夫が留守のときは、夕食に小さな魚の切り身と野菜を食べるぐらいで、文字どおりヨーグルトとフルーツで暮らしているのだと彼女は言った。

わたしは安くて汚らしい食堂には行かず、海辺の近くの小さな食料品店に行き、昼食を買うことにしていた――ヨーグルトと桃を。桃はまさに出盛りの時期で、官能的な香りがして、飲み物のように汁気たっぷりだった。奥さんのプログラム――毎日の散歩とスイミング――に一〇日間従ったあと、わたしは服の中で体が泳ぐようになってクレタ島を去った（これほどのんびり過ごしたことはないと感じていたのに、あとになって一・五キロ減っていることを発見した）。

もちろん山羊のミルクで作られるクレタ島のヨーグルトほどおいしいものはない。島内のすべての食物連鎖に、α－リノレン酸が豊かなことを発見した。それはあらゆる食べられる野生の植物に存在するものだ。クレタ島の女性はいまだにさまざまなハーブや植物を採集しているし、家畜は野生の草を食べているので、鶏も卵もミルクも有益な栄養素を通常の二、三倍も含んでいる。フランスの店で買ったヨーグルトの中にも、アメリカの品物に入っているような望ましくない材料が含まれている場合がある――人工の保存料、着色料、香料、砂糖などの甘味料。そこでクレタ島で、自分でヨーグルトを作る方法を船長の奥さんに教わってきた。

スターターは必要だ――入手できる種菌か、店で買った活性菌が含まれている上等なヨーグルトを少量――それにヨーグルトメーカー。これは今までに経験した中で、ささやかだが最良の投資だった。簡単で手軽だ……ヨーグルトメーカーが仕事をしてくれるのだから。

7 「液体」の利点

水は命の源

アメリカの学校に行った人間は、まず例外なく水は命の源だということを学ぶ。水を飲まなくなったら命はまもなく絶えてしまうだろう。水分は全体重の七〇パーセント、血液の八〇パーセント、脂肪の少ない筋肉の七〇パーセント、灰白質のなんと八五パーセントを占めている。だから、脱水状態の人間は他の肉体機能がだめになるかなり前に譫妄《せんもう》状態に陥るのだろう。

ダイエット本に書かれている大半の「科学的」事実よりもはるかに確実な、こうした事実をふまえると、アメリカ人があまり水を飲まない理由は謎である。とりわけ、どんなフランス女性でも知っていることだが、水を飲むことは、ほとんど苦痛なしに体重をコントロールする有効な方法であるからだ。実際、一日に四、五杯の水を余分に飲むだけで、黙っていても体重は減るだろう。

大半のアメリカ女性は喉の渇きをソフトドリンク、コーヒー、ジュース、紅茶で癒す。たしかに、これらはほぼ水でできているが、とりわけカフェインを含んでいるものは利尿作用もあり、たとえ水を摂取しても水分が失われてしまう。水をそのまま飲まなければ、十分に水分を摂取できないのだが、大半のアメリカ人はただの水に喜びを見出すことができないようだ。そこに何か味つけをすることを好む――一日じゅうコンロでぐつぐつ煮出されているコーヒーの味だろうと、ダイエットソーダの不快なあと味だろうと。

それでも、たいていの女性はもっと水を飲むべきだと知っているので、他のソフトドリンクに加えて一日に二杯ぐらい飲むことで妥協している。しかし、それはたんに自分をだましているだけで、決していいやり方ではない。エビアンのボトルを持ち歩いていても、実際には数口しか飲まない人々も同様である。そういう人々は肉体に水分を行き渡らせ、毒物や新陳代謝による不要物を排出するために必要とされるだけの水を摂取していないのだ。水が肌にどんなに重要かを知りたければ、縮んで乾いたスポンジに水を少し垂らしてみればいい。

何もしなくても、とりわけとても暑い、あるいは寒い日に、どんなにたくさんの水を失うか、大半の人は考慮しようとしない。汗ははっきりとわかるマイナスだが、寒く乾燥した日にも肌や息から大量の水分を失っている。肉体は防水の袋ではない。肌は水分を吸収するが、ほとんどが蒸発してしまう。一日に一〇杯から一二杯の水が呼吸、発汗、排泄物から失われている（眠っていても）。広く勧められている一日に八杯の水ですら、グラスの大きさによっては足りないかもしれない。健康のため、そして体重減少のために水の力を利用する方法は、決して過激なものではない。ただ、失う分よりもほんの少し多く摂取するようにしたい。

わたしのニューヨークのオフィスでは、大きな水の容器を逆さにとりつけた冷水器があり、保守係が常に水を供給している。あるとき、わたしがいないときはもっと仕事が楽だった、と保守係がぼやいたことがある。わたしは彼に何も面倒をかけていなかったので、困惑してしまった。すると彼はいたずらっぽい笑みを浮かべてこう説明した。「水のボトルのせいですよ、マダム。あなたが出張中は一週間もつんですが、あなたがここにいると、一日おきに交換しなくちゃならないんです」わがスタッフたちがみずから干からびている、ということがその言葉で明らかになった。有能なスタッフたち（ほとんどが女性だが、明らかに男性のラクダもいた）はわざわざデリに降りていって、コーヒーやソフトドリンクを買う手間はいとわなかった。しかし、さぼるために社員が集まる場所、冷水器のところにアメリカ人がいる光景はめったに見たことがない。

パリの本部とはまったく対照的だった。毎日、どのオフィス、どの小部屋でも一リットルのボトルが消費され、それで足りないと（実際そうだった！）、ボトルをしまってある場所に、誰でもとりに行くことができた。会議があると、水のボトルが会議室のいたるところに置かれた。

フランスの人々は水道の水は飲まない。フランスの水道水はたいてい飲むに耐えない味なのだ。アメリカ人の水嫌いは、ただでいくらでも手に入るものを買い渋る感覚に根ざしている場合もある。さまざまな種類のボトル入りの水は、そういう考えを変えるのに多少効果があるかもしれない。アメリカの都市でも、店の棚には何ダースものブランドが並んでいる。ただ、それを買わせるにはもうひと押し必要なようだし、たしかに蛇口から流れ出てくるものよりは明らかに高い。もしかしたら蛇口から出てくる水を飲んでもまったく問題ないかもしれないが、必要なだけ飲んでいないなら、その理由を問う必要がある。

わが家では、ガスなしの水（スティル・ウォーター）はヴィッテルかボルヴィックで、ガス入りの水（スパークリング・ウォーター）は過去も現在もバドワだけである。フランス人は世界で二番目にガス入りの水を好む（イタリア人に次いで）。わが家はガスなしの水のほうが好きだが、ガスなしでも選択肢は広い。パリのレストラン〈コレット〉では、世界じゅうの八〇から一〇〇種類の水を味わえる。水を飲むことは今やおしゃれになり、水の鑑定家をさすアクアノミーという言葉まであり、水は格付けされ、味わいを表現する言葉まで与えられている。水の種類はカルシウム、マグネシウム、その他のミネラルの特徴によって区別される。

念のためにいうと、アメリカのミネラルウォーターは味が平板だと思われている。これで人口の三分の二が慢性的に脱水状態だという理由が、なんとなくわかるだろうか？　おそらく。大量の水をフランスやイタリアだけではなく、他の国々からも輸入している理由の一部は、そこにあるのだろう。アメリカのレストランで、フィジーの深掘り井戸の水をよく勧められるのはおもしろいことだ。

たっぷりの水をとることの大切さ

ひとつ理解しておかねばならないことは、喉の渇きはしばしば空腹と誤解されかねないということだ。少し空腹なとき、実はちょっと喉が渇いている、ということがよくある。そんなふうに、ほとんど水を飲まずに食べ物の水分に頼りすぎているとしたら、ちょっとした喉の渇きをちょっとした空腹と混同することも不思議ではない。同じ理由から、水は空腹の強力な癒し手になる。定期的に胃に水を供給することによって、満足感を与え、同時に空腹感をなだめることができる。

わたしはたっぷり水をとることに自分なりの考えを持っている。バッグに入れてボトルを持ち歩いているが、どちらかといえば緊急用で、その日飲む分ではない。最大の恩恵を得るためには、一日じゅう水を飲む必要があるのだ。起きたらまず一杯飲み、ベッドに入る前に一杯飲み、そのあいだにもたくさんの水を飲む。毎食三〇分前ぐらいに一杯飲む（それを自分に思い出させる必要もない。すぐに無意識のうちにできるようになった）。だが、食事といっしょに水を飲むことは控えている。消化を遅くするからだ（ただし、体質改善と安定化の時期には水を食事といっしょにとることをお勧める)。

かたや、ガス入りの水は個人的にはたまに飲むだけだ。炭酸はシャンパンで十分だし、シャンパンにはシャンパンならではの喜びがあるからだ。だが夏の時期、レモン果汁をほんのちょっぴり入れた微発泡のミネラルウォーターは、とてもすがすがしい気分になれる。そしてもちろん、サンジェルマン通りのお気に入りのカフェで飲むレモンジュースは大好物だ。

カロリーがまったくないということを別にして、水のすばらしいところは、どういう目的であれ、飲みすぎるということがないことだ。水はすべての肉体的機能に不可欠で、水を排出するという作業ですら、毒素をとり除き、ミネラルの沈殿を防ぐので体にいい(腎臓結石ができたことがあれば、絶対に水不足になってはならない)。水は体内の電解質のバランスを保つのに役立ち、筋肉痛をはじめ頭痛、虚弱、疲労を軽減する。さらに、年齢の襲撃とも闘ってくれる。わたしにとって水は完璧な潤滑油で、肉体と魂に生気を吹きこんでくれる。水を飲むことは、瓶に詰められたどんなハイテクの若返りの物質よりも肌のためによい。若さの泉があるなら、混じりけなしの水を噴きあげているだろう。だから水と親しくなろう。

健康的な食生活をすれば、必要な水分の四〇パーセントを食べ物から得られるが、それもさまざまな種類のフルーツと野菜を食べるという前提だ。ステーキにはたいして水分が含まれていない。あとはあなたに一任されている。どれが好みにあうか、いろいろなミネラルウォーターを試してみるといい。

もしも水道水が好みなら、浄水器かフィルターをつけよう。最終的に、可能ならどこででも、体内の水分を枯渇させないように液体を補給しよう。わたしはスープ、ハーブティー、ミルク、適度に薄めた搾りたてのフルーツジュースも好きだ。

フランスでは通常、朝食と食事のあとにコーヒーが出されるが、アメリカ人のように、一日じゅうコーヒーのことを考えてはいない。それはぞっとする習慣である。朝のコーヒーを飲む前に水を飲んでいなければ、赤信号のまま一日をスタートすることになってしまう。というのも、カフェインがあなたの水の貯蓄を奪ってしまうからだ（すでに眠っているあいだに枯渇しているのに加えて）。紅茶を飲むことも、フランス人は重視しない。たしかにティーサロンは以前よりもよく見かけるが、観光客にもうひとつペストリーを食べようという気にさせるための場所でしかない！　ただしチザン（紅茶以外のさまざまな植物の葉で淹れたハーブティー）は自宅でもレストランでもよく飲む。ほとんど、あるいはまったくカフェインを含まず、混じりけのない水と同じぐらいおいしい。チザンは長年にわたって美食のレパートリーの一部になっていて、おもにディナーのあとか寝る前に飲んでいる。

わが家では、全員がハーブティーに夢中だった。たぶん母は寝る前に家族全員に水分をとらせようと工夫を凝らしたのだろうが、その経験は官能的な喜びとして思い出される。平日のディナーの直後、週末はもう少し遅い時刻に、香り高いお茶を淹れてカップに注ぐことは家族の儀式で、一日の最後に集まる口実になった。わたしはどのチザンにするか選ぶのが大好きだった。家には乾燥したハーブを入れたガラスの瓶がいつも六個から一〇個あった。アルザスに住む祖母の家の裏の森で摘むか、プロヴァンスの夏の休暇から持ち帰るかしたものだ。

祖母と伯母たちから、わたしは多くの民間療法について学んだ。ヴェルヴェーヌ（レモンとシトラスの香り）とティヨル（菩提樹からとれるもので、森の香りで有名）はいつ飲んでもいいが、とりわけ食後にいい。カモミール（りんごに似た花の香り）は眠りを誘う。ミントはモロッコではしじゅう出されるが（おそらく植民地時代の習慣の名残だろう）、消化を助けてくれる。そういったことだ。ときには独自にハーブをブレンドして、小袋に入れた。それと比較すると、現代のスーパーマーケットのティーバッグは、哀れなほど貧弱でそっけない味に感じられる。

その夜の最後のお茶を飲み干すと、たいてい翌日の計画か、誰かが読むか聞くかしたおもしろいことについて話し合った。ウィークデーのあいだは一五分の社交的儀式だったが、週末にはたいていお客が来ていたので、それは二時間続いた。食べ物はなしで、ただお茶だけを飲みながら。パリの学生だった頃、ひと月に一度家に帰ってきたときのことはよく覚えている。母とわたしは最後まで起きていて、チザンを何杯も飲みながら午前二時、三時までおしゃべりをした……そして、天使のようにぐっすりと眠った。

パンと愛と冷たい水を常食にしなさい、というフランスのことわざがある。これは基本中の基本である。

スープを食べよう

すでに申し上げたように、水は一日じゅうゆっくりと摂取しなくてはならない。スープは水分をとるにはすばらしい方法で、カロリーの点でも実に満足すべきメニューだ。フランス人はおそらく世界でいちばんスープを食べる国民だろう。子供の頃、スープはしばしば夕食の中心になった。昼食にその日の中心となる食事をとるので、夕食はひと皿のスープとチーズひと切れか半熟卵か少量のグリーンサラダ、それにフルーツぐらいだった。スープは重要な料理だった。家にあるいちばん大きな鍋で作られたが、何のスープかによって、それはうれしいニュースにも悪いニュースにもなった。というのも、その匂いが一日じゅう家に漂っていたからだ。

わたしの好物のひとつはチキンスープで、わが家ではそこにアルファベット形のパスタを入れた。ナニーのイヴェットは、わたしたちがスープ皿の中で言葉を作りながら、ぐずぐずといつまでも夕食をとっていることを嫌がった。さっさと席を立たせようとして「スープをお食べなさい」とせかした。バーミセリ入りポタージュも好物だったし、当然季節によって変化のある野菜スープも大好きだった。

スープはとりわけ冬にはすてきなメイン料理になり、体を温めてくれる。もちろん子供たちがたいてい好きではないスープもあった。そこでイヴェットはそれをおいしく食べさせる工夫をしなくてはならなかった。人参スープは悪くなかったが、レンズ豆、ほうれん草、ポロネギ、キャベツのスープには——その独特な匂いがキッチンに漂っていると（日曜の昼食以外はいつもキッチンで食事をした）——顔をしかめた。一日じゅうその匂いを嗅いでいたあとでスープを食べるのは、子供たちにとっては試練だった。イヴェットはわたしたちの気をそらすためにわくわくするような物語を作り、いい場面までさしかかると、「スープをお食べなさい」と言って、さらに無理やり何口か食べさせてから先を続けるのだった。最悪のスープはまちがいなくキャベツスープで、わたしたちは農夫のスープと呼んでいたが、それが出されたときは、そのあとのごほうびへの期待だけで、どうにか皿を空にしたものだ。わたしたちにとってはつらい訓練だった。だがティーンエイジャーになる頃には、まともなフランス市民になっていて、匂いのきついものも含めてこうしたスープを喜んで食べるようになった。

食事に定期的にスープをとりいれることは、子供時代に学んだほうがいいが、今であっても、フランス女性の基本的秘訣を手に入れられるだろう。子供時代に大好きだったスープからひとつ選べといわれたら、おそらく母が月に二度は冬の昼食に作った野菜のスープだろう。そのスープはポテトかりんごのパンケーキといっしょに出された。

少量のワインは健康によい

シンプルであれ、とエスコフィエはアドバイスしているし、すべての偉大な料理人がそれを身につけている。この偉大な料理人は固形の食べ物について言っているのだろうが、わたしの意見では、液体の食べ物についてもあてはまると思う。つまりフランス人がワインをどうみなしているか、ということについてもだ。

ワインにはカロリーがある。栄養素がある。香りがある。アルコール飲料としての潜在能力は、フランス人の考えでは（あるいは飲むときには）あまり重視されない。たいていのフランス人は、ワインを聖なる贈り物だから、むだにせずに楽しむべきだと考えているのだ。フランスの詩人ボードレールは、人間の作りだしたものからワインが消えたら、人間の健康と知性に大きな穴が空いてしまう、そして、その穴は罪悪感を覚えるあらゆる不摂生よりも始末に悪い、と言っている。ワインは五感を鈍らせるために飲むのではなく、五感を目覚めさせるために飲むのである。そして、それは食べ物を楽しむためにはきわめて重要なことである。

幼少のときから、あらゆるものにおいてシンプルさが大切だということを教えてくれた母は、シャンパン以外の食前酒を出したことがなかった。母の見解は単純明快だった。強い酒にはバーが必要だ、特別な用具、各種のグラス、そのうえ面倒なシェイクやステア。さらに重要なのは、それは味蕾をくすぐるというよりも麻痺させてしまうということ。お客のために時間と金を費やしておいしい食事を用意したのなら、それをきちんと味わえないような状態には絶対にしたくない。そんなことになったら、会話におけるもっとも重要な話題を失ってしまうことになる！

長年ワインを味わってきたあとで、アメリカ人のあいだでこれとは相反する流行が兆していることに最近気づいた。強い酒を飲むことが復活してきているのだ。特に若者のあいだでは、レストランのバーで待っているあいだに強い酒を注文することがあたりまえで、そのまま食事中も同じものを飲み続ける。そうした酒のアルコール量は、同じ量のワインの三、四倍なので、感覚が鈍るだけではなく、もっと多くのカロリーを摂取することになる。さらに自然な満足感も鈍り、当然もっと多く食べてしまうだろう。冴えない食べ物を出しているレストランがどうして生き残っているかは、これが理由なのだ（酒に対する利益率は、食べ物に対するよりもまちがいなくずっと高いのである）。

あなたがまだワインの喜びに開眼していないなら、世界じゅうのおいしいものを味わう味蕾を奪われているわけで、おそらく、その埋め合わせに食べすぎになりがちだろう。ワインは食事の完璧な相棒であるばかりか、精神を刺激する複雑な味の組み合わせを創造し、はるかに満足するひとときを提供してくれる。さらに食事の儀式的な価値を高め、食べることを別の観点から見せてくれる。ワインは真剣で陽気で洗練された贅沢な雰囲気をかもしだしてくれ、ぼんやりと、いい加減な気持ちで食べる傾向を払拭してくれる（ワインのボトルを開けるなら、テレビの前で食べることはありえないはずだ！）。

毎日少量ずつ、常に食べ物といっしょに飲めば、ワインは健康にも役立つ。なお、フランス女性は、カクテルのようにシャルドネのワインだけをちびちびすすっているのは実に奇妙だと考えている。ワインの完全な味は、しかるべき食べ物と組み合わされたときに初めて発揮されるのだ。たいていのアルコール飲料よりもカロリーが少ないだけでなく、上等なワインは栄養素に富み、血液をさらさらにして、血圧を下げ、悪玉コレステロールを減らす効用がある。心から楽しめるばかりか、そういう効能のあるものが他にあるだろうか？

アメリカ人にとっての問題は、おじけづくこと——「どのワインを選ぶべきか」。あるいはまちがった観念——「ワイン？　ああ、もちろん、特別なときには飲むよ」。

おもにこのふたつだろう。フランス人にとって、ワインは日常生活の一部で、大半の人々はワインの選択について大騒ぎしない。実際、たいていのフランス人は自分の住んでいる地方のワインしか知らない。それでも、それがフランス女性が太らない重要な理由だと信じている。

子供たちにワインの味を教えることは、フランスではごくありふれたことだ。わたしたちは両親が食事ごとにワインを飲むのを見ていて、自然に味見をしたいと思うようになる。たいていはまず日曜の昼食に、水で割ったものをほんの少し出される。だが、ときにはいたずら心が勝つこともある。親戚たちと、とても長い食事をとったときのことは今でも覚えている。子供たちは大人たちが庭に足を延ばしに行ってしまうまで待っている。それから誰もいない食堂にこっそり忍びこんで、完全に空になっていないグラスやボトルをとってくるのだ。シャンパン、白、赤、デザートワイン――すべてが混ぜあわされ、大急ぎでみんなに回された。たいてい、酒盛りは長く続かなかった。だが、それでも十分だった。大人たちにばれるまでに、子供たちはすでに気持ちが悪くなっていて、昼食をもどした者もいた。それでも、これは早く学んで損はない教訓だった。「適量を飲み、混ぜて飲まないこと!」

シャンパンの魔法

わたしが正式にワインを――出所の怪しいワインではなく――知ったのは、実はわたしの育ったロレーヌから一時間ほどのシャンパンの産地ランスでだった。そこには両親の親友が二人住んでいた。世界のシャンパンの首都、ランスのために仕事をしているとてもりっぱな建築家と、彼の小柄で愛らしい妻のリヨン夫妻だ。彼女は残念ながら腕のいい料理人ではなかったので、美食の救世主として夫を頼りにしていて、夫をわたしのちいさなイエスさまと呼んでいた。わたしの父と同じく、ムッシュー・リヨンは伝書鳩協会のメンバーだった。リヨン夫妻はしじゅう母の日曜日の昼食にやって来て、そういう折にはムッシュー・リヨンがその才能を発揮し、母といっしょにいっそう見事な食事を作りあげた。歓待の返礼として、夫妻はわたしたちや他の友人たちをランスに招いてくれ、ムッシュー・リヨンのすばらしいキッチンで母に采配をふるわせてくれたものだ。

年に数回、わたしたちは日曜の朝早く家を出て、全権委任された母がリヨン家で午前中いっぱい料理をした。招待客が到着すると、シャンパンがふるまわれ、ムッシュー・リヨンは子供たちもほんのちょっぴり《ユヌ・プティット・グート》飲んでみるべきだと考えた。あの経験は決して忘れないだろう。

まず彼はグラスの持ち方を教えてくれた。家で水で薄めたワインを味見させてもらったときのように、タンブラーではなかった。ワインの王様にはふさわしい容器ではなかったからだ！　ムッシュー・リヨンは、世界でもっとも偉大な儀式のひとつを経験させようとした。六歳の子供がシャンパン用フルートグラスを手にしているところを想像してほしい。わたしのぽっちゃりした小さな手がボウルの部分をつかむと、ムッシュー・リヨンはそれだとシャンパンがぬるくなってしまうと説明した。フルートグラスを正しく持つ方法を実演してみせ、脚か底を持つようにと教えてくれた。大人のグラスでわくわくしながら初めてシャンパンをすすったあのときの感動は、今でも鮮やかに思い出す。

おかげで、わたしは月曜にクラスメイトたちに披露するすてきな逸話ができた。クラスメイトたちはちゃんとしたシャンパングラスを持ったことがないのはもちろん、誰一人シャンパンを飲んだことがなかったのだ！

実は、わたしが飲んだシャンパンはヴーヴ・クリコだった。そして数カ月後、リヨン家をいつものように訪れたとき、わたしたちはその有名なシャンパーニュ・メゾンの見学に連れていってもらった。ヴーヴ・クリコは夫妻がいちばん気に入っているシャンパンで、わたしたちが日曜遅くに帰るとき、母へのお礼のしるしにムッシュー・リヨンはいつもトランクに一ケース積みこんでくれた。おかげで、それはわが家でいちばん好まれるシャンパンになった。意外ではない。品質のよさは押し売りする必要などないのだ。しかし、ヴーヴ・クリコが自分の生涯の仕事になるとは、そのときは思ってもみなかったのである。

パリの学生のとき、ドクター・ミラクルの指導でスリムになったあと、わたしは学期末を祝うパーティーを開くことにした。うきうきと店に出かけ、六本のシャンパンを選んだ。店主はおもしろがっていたが、会計しようとすると、なんと、一本分に足りるか足りないかのお金しか持っていなかったのだ！　日曜には自宅へ定期的に電話をかけているので、母にその話をすると、母は気の毒がって、小切手を送ってあげようと言ってくれた。母はほとんどのものの価値を教えてくれたが、残念ながら値段までは教えてくれなかった。その経験は大人としての教訓になった。

大学の友人たちはみんな感心してくれた。わたしの貴重なもてなしは、まさに一流の乾杯だった。シャンパンは雰囲気作りには欠かせない。それがかもしだす祝祭気分は強烈だ。このことを学んでから、まさにその場でわたしは決心した、今後はシャンパンつきのパーティーを開くためにお金を貯めよう、さもなければパーティーは開くまいと。シャンパンで雰囲気が一変するからだ。

わたしは自分が楽しいと思うことをしてお金をいただいている幸運な人間の一人だ。いまだにシャンパンから元気をもらっている——それも大きな元気を。わたしにとって、シャンパンは魔法なのだ。シャンパンはすばらしく女性的なワインでもある。そのすべてが好きだ。誘惑的なハチミツ色、ダンスをしているかのような細かい泡、香りと味わい(柑橘類、梨、りんご、ドライフルーツ、ブリオッシュ)、愛らしく長いあと味。シャンパンが創りだす雰囲気も、他のワインでは真似のできない気分も好きだ。お祭り気分、人生を肯定する喜び。シャンパンは非常に懐の深いワインでもある。グラスの中のドラマはさっさと飲み干すには惜しいので、シャンパンで酔ったこともなければ、二日酔いになったこともない。もちろん、適量を飲み、いつも食事にあわせている。人生のあらゆるすばらしいものと同じように、お酒にもバランスが大切だ。

二〇〇〇年以上ものあいだ、シャンパンは世界じゅうのお祝いの席で出されてきたが、わたしたち一般人が飲めるようになったのは一八世紀末の産業革命以後である。それ以前には、ワインの王様で、上流階級だけのものだった。

この数十年、わたしは仕事で知り合う誰彼と毎日のようにシャンパンをいっしょに飲む機会に恵まれている。エドワードはこんなふうに言っている。「きみはみんなを幸せにしている。まるで魔法の杖を持っているみたいだ！」

そのことはずっと意識していた。最初にニューヨークに引っ越したとき、わたしは入院中の友人を見舞った。当然、わたしはシャンパンを買った。フランスの慣例だとお見舞いにはシャンパンか花を持っていくことになっているし、友人の性格を知っているので、前者を選んだのだ。しかし担当の看護師はドアを通してくれようとしなかった。カルチャーショックを味わった驚愕の一瞬だった。アメリカでは、禁酒運動と憲法修正第一八条の歴史があり、病院にシャンパンを持ちこむのは破廉恥なことだったのだ。フランスでは、医者が回復期の患者のベッドサイドにすわり、患者の健康を祈ってシャンパンを飲んでいる漫画をしばしば見かける。

現在、友人と外食をすると、レストランでシャンパンを飲んでいる客はわたしたちだけであることによく気づく。たとえ料理がおいしいパンとバターと牡蠣だけだとしても。昼間から何を祝っているのだろう、とバーで鮮やかなオレンジ色のカクテルを飲んでいる人々は不思議がっているようだ。人生よ、とわたしは心の中で思う。マレーネ・ディートリッヒは、シャンパンは毎日が日曜日だという気にさせてくれる、と語っていた。それは言いえて妙である。

現在、フランスではシャンパンバーがあちこちにできている。その種類には目をみはらされる。だが実をいうと、いちばん古いシャンパンバーはシカゴにある〈ポップス・フォー・シャンパン〉で、わたしは二〇年以上前からその店に通っている。

わたしにとってシャンパンは食欲を刺激し、味蕾を目覚めさせる最高の手段だ(覚えておいていただきたいが、食べ物を楽しむ心の準備をすることは、適量で満足するには必須なのである)。食事にあわせることのできる酒でもあり、多くの料理の味をひきたてる――ピザにもぴったりで、酸味がオイルとチーズと調和することをご存じだろうか? あらゆるものにあうとまでは言うつもりはないが、まちがいなくもっとも用途の広い酒だ。さまざまなヴィンテージを楽しめるし、ロゼまである。あるいは、いいワインとほぼ同じ値段で、その年のブリュットを飲んでもいい。ただ簡単なことを守ってほしい。とても辛い料理、あるいはこってりしたクリームのソースとシャンパンをあわせることは避けること。さらに、シャンパンの味を変えてしまう少数の食べ物ともあわせない。たとえばアーティチョークやチョコレート。

シャンパンを料理に使うのもおもしろい。ただの白ワインを使うよりはるかにエレガントに仕上がるし、ほんの少し使うだけなので、残りは食事といっしょに飲める。きっと二人きりのディナーにぴったりのレシピを紹介しよう(三〇三ページ参照)。

デートのお相手を感心させられるはずだ。

この料理をお客さまに出すと、必ずレシピをほしいと言われ、何時間もかけて調理したと思われる。しかし、実際には三〇分ちょっとで作ることができる。おまけに脂肪分はまったく加えられていない。チキンをシャンパンで調理するせいだ。お酒といっしょに調理すると、風味が豊かになるが、アルコールのカロリーはローストするあいだに飛んでしまう。ベルモット、ペルノー、ありとあらゆる赤や白のワインは料理にコクを与えるが、仕上がりの優雅さにおいてはシャンパンにまさるものはない。時間に追われている仕事がある日に、この料理をよく作る。とりわけ、平日の夜にもてなしをするときに。いったん調理にかかったら、あとはもう放っておいて、他の料理の準備に時間をかけられる。このレシピはたっぷり四人分なので、残った分はおいしいチキンサンドウィッチに利用している。

ワインを飲むルール

シャンパンはわたしのいちばん好きなお酒だが、入手できない、あるいは適当なものがないときは、おいしくてすばらしいものなら何でも（それは決して高価なと同義語ではない）楽しむし、ワインが作られている世界じゅうのどの土地にも、白か赤のお気に入りのワインがある。わたしは辛口の白ワインが好きだ。上等なシャブリ、ムルソー、あるいは愛するアルザスのリースリング、ニュージーランドのソーヴィニヨン・ブラン、ナパバレーの無濾過のシャルドネ。

赤ワインに関しては、まろやかでやわらかく、軽いミディアムタイプが好みだ。たとえばブルゴーニュのヴォルネーなどピノ・ノワールで作られたワイン、あるいはトスカーナの赤、もう少し重いものならローヌ。重くてタンニンのきいたアルコール度数の高いカベルネ・ソーヴィニヨンで作られたワインはあまり好きではないが、食べ物によっては重いほうがあうので、そのときは喜んでそういうワインをいただく。

年をとるにつれ、食事のあいだずっと、ひとつかふたつのブドウの品種で通すようになった。料理ごとに、ちがうブドウで作られたさまざまなワインを飲まなくなったのだ。そのほうが体にやさしいからだ。そして蒸留酒には決して手をつけない。ワインの場合、自分の好みを知って、時間をかけてそれを調整していかねばならない。わたしはシャルドネとピノ・ノワールがいちばん好きだ。いくつかのちがうブドウの味を知ることは、ワインを理解するためにはいい方法である。

ここは食べ物とワインの組み合わせについて論議する場ではないが、わたしの見解として、まちがいなく満足できる古典的なとりあわせについて以下の例をあげておくので参考にしていただきたい。

ピノ・ノワールにはサケか鴨。カベルネ・ソーヴィニヨンには焼いた肉。ジンファンデルにはターキー。シャルドネにはチキンかロブスター。ソーヴィニヨン・ブランにはエビ。シャンパンにはほぼ何でもあう。おおまかにいって、食べ物とワインの組み合わせでは、わたしが守っているルールがふたつある。ルール一。赤ワインは肉とあわせる。白ワインは魚かチキンと。ルール二。ルール一を忘れて、あらゆる食べ物にあらゆるワインをあわせて独自に楽しむ。ただし、自分のためになる基本原理を守り、食卓で大きな喜びを得られるという条件で。

さて、どれぐらいの量があなたの適量なのだろうか？　一般的に、女性は男性ほど飲めないが、一日に一、二杯なら、医者いらずと言われるりんご以上に体にいいと思っている。それに、ワインを一杯も飲まなかったら、わたしは昼食や夕食を心から楽しめない。

それでも、誰もがときどき飲みすぎる誘惑に直面する。レストラン、休暇の集まり、あるいは祝い事の席での長い食事では、グラスが常に満たされているように感じるものだ。これまでに述べたように、わたしの仕事は常に誘惑にさらされている。過度のアルコールは抑制を失わせるばかりか（ゆゆしき職業上の惨事）、食べすぎになりがちだ（バランスが崩れる）。

わたしは仕事を始めてすぐ、貴重な技術を身につけた。ワイン業界に入ったばかりのときに、大きなシャンパンハウスに招待された。そこでは昼も夜も二〇人から三〇人のお客たちが昼食や夕食をとっていた。フルタイムのスタッフとフルタイムのもてなし役（兼ＰＲ担当の女性）と四〇代後半のすてきな伯爵夫人がいた。

ある日、昼食のときに六本のワインが出され、食事はゆうに三時間以上続いた。テーブルから立つときに、はっきりとわかるほど酔っぱらっているお客もいた。しかし伯爵夫人は薔薇《ばら》のようにさわやかに立ち上がり、こちらの賞賛の視線に気づくと、わたしをわきにひっぱっていって、単純な技術を伝授してくれた。どの食事でも、しじゅう飲んでいるふりをすることで、最終的にグラスに一杯しか飲まないようにしているのだった。その晩の夕食で、わたしを観察していてごらんなさい、と彼女は言った。招待者として、伯爵夫人は歓迎か乾杯の挨拶でスピーチをすることになっていたので、当然、注目の的になっていた。誰も気づかなかったのは、伯爵夫人がグラスに唇をつけるかつけないかで、ほんの一滴かそこらしか飲みこんでいないことだった。ウェイターがワインを持って回ってくると、そのグラスはすでに満たされているので、彼女を抜かして他の人のグラスに注ぎ足したが、誰もそのことに気づかなかった。伯爵夫人がグラスの三分の一も飲んでいないときに、すでに二、三杯飲んでいるお客もいた。食事のあいだじゅう、彼女はこれを続け、一杯以上は飲まないように気をつけていたが、宴席の陽気な気分をそこなうことはなかった。

伯爵夫人の秘訣を毎日実践していなければ、わたしはこんなに長いあいだ仕事を続けてこられなかっただろう。彼女のように、わたしも頻繁に昼食や夕食をもてなさなくてはならなかったからだ。伯爵夫人も十分に心得ていたように、食べ物と飲み物の楽しみを宣伝するのが仕事なら、夕食の招待客たちに、この人は昼食ですでにワインとともども三品のコースを食べたのだろうか、と決して勘ぐられてはならないのだ。

8 パンとチョコレートを食べても太らない

チョコレート中毒のフランス人

最近パリで《レ・マンジューズ・ド・ショコラ》（簡単に訳すと《チョコレートを食べる女性たち》）という短い芝居を見た。三人の若いチョコレート中毒が、グループセラピーを受けようと決意する。そしてセラピスト（彼女自身、元チョコレート中毒）は、三人が中毒から解放されるための手がかりを見つけられるように手助けしようとする。全員が失敗して（意外）、何ひとつ解決されない（これがフランスの舞台なのだ）。しかし、たくさんのいいせりふが登場し、中にはささやかな真実以上を含んでいるものもあった。たとえば、「調査によれば、フランス人の一〇人中九人がチョコレート好きだということが判明している……しかも好きではないと答えた一〇人目は嘘をついている」

その芝居はフランス人のチョコレートへの執着ばかりか、アメリカではおそらくあたりまえの治療施設も風刺していた。おもしろく見たが、チョコレートをこっそりと食べる女性についての意見だけはいただけなかった。フランス人にとって、そういうことをする女性は冗談にできるほど馬鹿馬鹿しく感じられるのだろうが、わたしのアメリカ人としての経験から言うと、笑えなかったのだ。

アメリカ女性がこっそり何かを食べることは頻繁にあり、その結果感じるのは喜びよりは罪悪感である。そういう傾向は変えていかねばならない。どんなものであれ、罪悪感を覚えていてはおいしくない。本当に何かを楽しむのであれば、わたしがチョコレートを愛しているように、人生においてそのための場所があるはずだ。だが罪悪感を覚えたまま、がつがつ食べることはしてはならない。洗練された喜びを感じてこそ、チョコレートを堂々と心から楽しめるのだ。アメリカ人が食べるべきではないとみなすようになった他のすばらしい食品についても、同じことが言える。

フランス女性はチョコレートをよく食べる（平均して年に五・五キロぐらい）。「敵」として監視リストに載っているパンも食べる。しかし、フランス女性は太らない。実際、これもまたフランスのパラドックスのひとつなのだ。すなわち、そういう楽しみが存在しないふりをすること、あるいは長期間にわたって食生活からそれを抹消することは、おそらくまた体重が増えることにつながる。長期的な欠乏感がもたらす唯一の効果はヨーヨーだ——今日は下がっても、知らないうちにまた上がっている。それはまったく無意味なことだ。とりわけ、パンもチョコレートも体によいのだから。

パンとチョコレートを食べても、太りたくないなら、ドクター・ミラクルのアドバイスのように頭を使う必要がある。返ってくる喜びを最大にして、犠牲を最小にするのだ。実際、ドクター・ミラクルはちょっとした楽しみが成功の鍵だと主張していたし、彼の処方に従うと、わたしはチョコレートを食べる必要があった。ただし少量だけ。さらに自分が食べているものに対する理解を深める必要もあった。ようするに、どう扱うかによって友だちにも「敵」にもなりうる食べ物を、フランス式に楽しむ方法をドクターは教えてくれたのだ。大切なのは、感覚を意識すること、つまり分量、品質に対する感覚、全体的な健康を思い描く目だ。

わたしはすでに自分がチョコレートに夢中だということを告白した。それは基本的にチョコレート中毒ということだ。まちがいなく、母からの遺伝だと思う。母は驚くほどたくさんのチョコレートのデザートを知っていたし、チョコレートそのものを食べることも大好きだった。おかげで母のためにおみやげを買うのは実にたやすかった。ベルギー、スイス、あるいはおいしいフランスのチョコレート店のものであれば、確実に母の心をとろかすことができた。

何年か前、リヨンの有名なチョコレート職人が七〇代後半で亡くなり、《ル・モンド》の死亡記事に、生まれてからずっと彼は一日に一枚、大きめのチョコレートバーを食べていたと書かれていた。わが家では、母よりもたくさんチョコレートを食べている人間が、フランスに少なくとも一人はいたことがわかったという冗談が交わされたものだ。しかし母は九〇歳を過ぎても、毎日チョコレートを食べているので、結局、最終的には彼を量で凌駕するのではないかと思う。

そのチョコレート職人の毎日の分量に驚かなかったら、あなたとチョコレートの関係を見直さなくてはならない。リヨンの男性はフランスの基準でいえば、異例なのだ――それほどたくさん食べて、問題が生じてこない人はめったにいない。チョコレートを味わうことは、競技ではない。その繊細な風味が弾け、これ以上ないほどなめらかな舌触りのチョコレートが口の中で溶けて、喉を滑りおりていくのを味わうこと、まさに官能的な食の経験なのである。歩きながらスニッカーズのチョコレートバーをかじるのとは、天と地ほども開きがある。それにしても、どうやってこの穏やかな狂気は進化してきたのか？　歴史によれば、ギリシャ語で「神々の食べ物」を意味するカカオの木の学名、テオブロマ・カカオの魅力に深く根ざしているようだ。

高品質のチョコレートを選ぶ

ルイ一四世の妻、マリー＝テレーズは夫の太陽王に、夫とチョコレート以外には情熱を抱いていないと言明したそうだ（ただし、どちらをより高く評価していたかはわからない）。一九世紀には、歴史上もっとも偉大な美食家、ブリア・サヴァランがこういった。「チョコレートは健康である」そして科学がチョコレートの能力を裏づけるはるか以前に、彼は多くの病気にそれを処方した。

まっ黒なチョコレートは、心臓によいと言われている。紅茶や赤ワイン以上に抗酸化物質を含んでいるし、マグネシウム、鉄、カリウム（すべて女性の健康に必要だ）

に富んでいる。また脳内受容体に働きかけ、気分に有益な影響を与えるセロトニンやテオブロミンを含んでいるので不安や抑鬱を癒す。だが脂肪も多いので、脂肪たっぷりの休日のごちそうのデザートではなく、軽い食事のあとか、おやつとして単独で食べたほうがいい。

二〇世紀のもっとも失望させられる進化のひとつは、チョコレートの大量生産である。それによって質の悪い脂肪をたっぷり含んだ劣った製品が作りだされ、その結果、多くのアメリカ人が一生のあいだに一度も本物のチョコレートを味わうことがなくなった。しかし、一八世紀に完成された伝統的な技法を熱心に守ろうとする、職人的なチョコレート店が新たにできているのでほっとしている。今、アメリカじゅうに生まれているこうしたチョコレート製造業者には、そもそもチョコレートへの崇拝を生みだした品質を期待したいものだ。量よりも質というわたしのスローガンは、チョコレートのような影響力のあるものの場合は、いっそう重要である。

チョコレートを味わう場合、甘み、塩味、酸味、それに苦みが基本となる味だ。酸味は頬の内側で感じるはずのもので、香りの放散と、口の中での味の持続に欠かせない。苦みは舌の先で感じられる。ほとんど砂糖を入れていないチョコレートの場合は苦みがはっきりと感じられるが、他の味覚を消し去ってしまわない限り、苦みはチョコレート独特の特質である。舌触りも品質にはきわめて重大だ。なめらかさ、表面の歯触り。チョコレート職人は多種多様のチョコレート――甘くてしょっぱい、甘くて苦い、酸味がきいていて苦い、硬くてやわらかい、ぱりっとしていて香りがいい、冷たくて温かい――を作ることができるので、ある名人の品が別の名人の品とまったく味わいがちがうのは当然なのである。

フランス女性にとって、本物はやはりダークチョコレートだ。ビタースイートか、できたらエクストラ・ビタースイートがいい。それはいちばん混じりけがなく、もっともカカオソリッド――チョコレートの味をチョコレートらしくするもの――の含有率が高い。

「チョコレートが嫌い」という人にはめったに会わないが、平均的なアメリカ人が食べているものは、チョコレートの目利きなら決して口にしない。ミルクチョコレート、ホワイトチョコレート、あるいはスーパーマーケットやドラッグストアでさまざまな包装で売られているもの。これははっきりいってジャンクフードで、砂糖がどっさり入り、カカオの量がとても少なく、たいてい人工着色料と保存料が加えられている（挽きたてのコーヒーと同じように、本物のチョコレートの完璧な香りを楽しめるのはごく短い期間である）。

たしかに、わたしたちフランス人はチョコレートに夢中になっている。チョコレート博物館やクラブまである。チョコレートをテーマにした雑誌《ユニヴェルシテ・デュ・ショコラ》と《サロン・デュ・ショコラ》もある。最高のチョコレート・スフレや最高のチョコレート・マカロンの試食会と競技会もある。パリ育ちの人々の中には、グレン・ド・カフェ（コーヒー豆の形をしたチョコレート）をある特定の店で買うためだけに、セーヌ川を渡る者もいるだろう。さらにフランスならではだろうが、きわめて権威のあるチョコレート・アカデミーもある。わたしがいい成績をとるたびに、母は「チョコレートのメダルをあげなくちゃね」と言ったものだ。

いいチョコレートの価値は揺らがない。多くのフランス女性はこう言っている。「落ち込んでいるときは、チョコレートしちゃう」つまり、黒い食べ物にお金を浪費するということだ。チョコレートの味覚の喜びと精神的な安心感をもたらしてくれる潜在能力を認識するようになれば、それだけの投資をする価値があると納得できるだろう。幸い、いいチョコレートがあれば、楽しみのために何キロも買う必要はない――買うべきでもない。一日に上等な二粒のチョコレートは懐を痛めないし、体重の維持計画を邪魔しないだろう。

そしてもちろん、この「食べ物の神様」を少々用いれば、簡単きわまりないデザートが至福のものとなる。

チョコレートを使ったわたしの大好きな家庭のレシピをご紹介しておく（三〇五〜三〇九ページ参照）。

毎日のパンにこだわる

炭水化物ダイエットが登場してから、パンは世間の「敵」の筆頭にあげられたように思える。たくさんの人々が果てしない減量作戦のために、人生のもっとも基本的な喜びを忘れていることがただ悲しく感じられる。その作戦の信奉者が、パンを食べている人たちよりも、むしろ心臓病の危険が増すというのはいっそう悲しいことだ。

パンは人々を太らせるのか？　馬鹿馬鹿しい！　たいていのものは食べすぎれば太るのだ、もちろん。しかし、パンそのものにはどこも悪いところはない。食事からパンを消去することは憂うべきことで、おそらく不健康だ……きわめて反フランス的である。

誤解しないでいただきたい。パンをあなたの人生に加えろと主張しているわけではない。この惑星の何億という人々はパンがなくても問題がない。だが、わたしのようにいいパンを評価するなら、健康的な体重を保ちながら、それを楽しむことはできるのだ。

いいパンは繊維質に富んでいて、お通じに効果がある。わたしたちフランス人は栄養摂取だけではなく、消化にも気を配っているのだ。そしてフランスのパンには脂肪が含まれておらず、最近は軽めの味なので、カロリーの塊というわけではない。しかし、フランス女性はそれなりの基本ルールを持っている。食べた枚数を勘定し、最初の料理が出される前にはパンを食べず、外食の大きな落とし穴を回避している。つまり、パンを前々菜にしないということだ。それは学ぶべき簡単な技術である。空腹で失神しそうでないかぎり、一〇分間我慢すれば、大量のカロリーを節約し、バランスのとれた食事のために胃袋のスペースを確保できるのだ。

食事といっしょの（あるいは食事としての）ひと切れかふた切れのパンは大きな楽しみのひとつである。ひと切れ（バゲットの直径なら厚さ二・五センチぐらい）なら、フルーツひと切れ以上のカロリーはないし、澱粉《でんぷん》なのでもっとゆっくりと糖に分解されていく。少量の他のもの（サーディンふた切れとか、トリュフひと切れとか）とバターを添えれば、それだけで心から満足できるバランスのとれた軽食になる。タルティーヌ・ブール（バターを塗ったバゲットの薄切り）は朝食にはうってつけだ。ジャンボン・ブールはフランスの古典的なハムのサンドウィッチで、人気のある昼食だ。アメリカのサンドウィッチでは、パンは付随的な存在に思える。かたやフランスのサンドウィッチでは、パンを食べるきっかけを、はさむ具が提供しているにすぎない。といっても、きっかけが必要なわけではない。母はよく午前一一時頃にバゲットを切って、おやつとして食べていた。

アメリカ人にとって最大の障害は、食べるパンの量ではなく品質だ。残念ながら、それはアメリカ人だけに限ったことではない。ヨーロッパのほとんどの国が、いいパンに対する伝統的な技を失ってしまったのだ。食べ物がフランスと肩を並べる高い水準にあり、同じように重要視されているイタリアですら、パンの品質はかつてと同じではない。パリにわたしを訪ねてくるイタリアの友人は、必ず最高のバゲットと最高の天然酵母のパンかクロワッサンを探し回っている。フランスのすばらしいパン店は、これらのパンに手を抜くことは決してない。

わたしたちにはいくつかの基準と期待がある。バゲットは大きな不規則な空気穴があって、皮がパリパリして堅くなければならない。天然酵母の白いパンには、しっとりしたやわらかさと酸味を求める。さらに食べ物とのとりあわせもある。牡蠣なら、ライ麦パン（三分の二がライ麦、三分の一が小麦の薄い茶色のパン）。チーズのときは、どんなナッツのパンでもいいわけではなく、クルミかヘーゼルナッツのパンを好む。そしてもちろん、オリーヴのパンはプロヴァンスだけの特産物ではなく、どの土地でも地中海料理、とりわけ魚料理にはつきものだ。それでもパンは決してありふれたものにはならず、その感覚的な可能性を探求することに喜びを覚えるのだ。

しかし熱心な職人が近所にいなくて、大都会以外では出会う可能性が少ないとしたら、アメリカ女性はおいしいパンを手に入れるためにどうしたらいいのだろう？初めてニューヨークに引っ越してきたとき、わたしは同じ苦境に立たされた。そのためフランス女性がめったにしないことをやらざるをえない羽目になった。自分でパンを焼くことを学んだのだ。とくにむずかしかったのは、クロワッサンを焼くことだったが、チェーンベーカリーがクロワッサンと呼ぶ脂ぎった忌まわしいものでは絶対に満たすことのできない、日曜朝の恒例のメニューを用意しようとした。

洗濯物を川に持っていくのと同じように、パンを焼くことは時代遅れで時間のむだだと考えている人に対して、偉大なアメリカの美食家、M・F・K・フィッシャーが『食の美学』で述べている言葉を贈ろう。「ヨガも、音楽が響いている礼拝堂での瞑想も、自分で自分のパンを焼くというつつましい作業ほどには、あなたの憂鬱を払拭してくれないだろう」

品質においてパリのベーカリーと肩を並べることはできない。しかし、パンを焼いている香ばしい匂いに期待を高まらせながらおいしいパンを味わうことは、比類のない経験だ。それに、オーヴンから出して三〇分以内のパンほどおいしいものはない。だからこそパリにいるときには、近所のすばらしいベーカリー〈カルトン〉の焼き上げ時間に週末の予定をあわせているのだ。もしかしたら、ニューヨークの友人たちが相変わらず日曜の朝にわたしの素人クロワッサンを食べに来るのも、同じ理由かもしれない。食べ物をその本来のすばらしい形で味わうことは、実にうれしいことだ。

いつか週末にパンを焼いてみてほしい。

レストランのパン

遅い時間に食事をするのは好きではないが、フランスにいると、しばしば食事時間が遅くなる。たいてい、席に着くのは午後八時か八時半だ。フランスでは、本物のレストラン（ビストロ、ブラッセリー、観光客向けの店ではない店だ）は八時前には予約すら受け付けてくれないし、大半のフランス人は九時までやって来ない（実をいうと、驚くことではないのだ。スペインや南アメリカでは、一一時に夕食の席に着く）。

とはいえ、朝の七時に一日を始めているので、わたしは精神的にも肉体的にも夕食の前に何かをお腹に入れたい気分になっている。そういうわけで、最初の食事が出されるまで、シャンパンか水で我慢するのは多少の訓練が必要だった。かつては、少なくともレストランでは、すぐにパンをひと切れかふた切れ食べてしまっていた。前にも申し上げたように、ドクター・ミラクルとの日々のあとで、食事前のパンは問題だとみなすようになった。存在する「敵」を認識することは大切だ。それを控えるのは簡単で、効果も出る。週に一二切れから一五切れの不要なパンを控えることで、もっと意識して楽しみを味わう余地が与えられるのだ。

9 フランス女性のようにふるまう

運動はどこでもできる

偉大な作家コレットは、アメリカ人の感覚でトレーニングをした最初のフランス女性だ。毎朝起きると、旅行のときも携行した新奇な装置で体を鍛えた。だがほとんどのフランス女性にとって、その考えはあまり魅力的には感じられない。肉体的に努力することは、健康な精神は健康な肉体に宿るというモンテーニュの考えにまさに不可欠なものだが、汗をかくためにわざわざ身支度をするというのは、フランス人らしくないのだ。ひとつには、ひどく骨の折れる楽しくない努力に思えるからだろう。一日のうち貴重な二時間を費やすのだ——移動、着替え、マシンの使い方を学ぶ、それを使う順番を待つ、シャワー、髪を乾かす、などなど。「しかも、そのためにお金を払わなくてはならないのよ！」友人のシルヴィーは鼻でせせら笑った。

高級なフランスのホテルでも最新の設備を目にするだろうが、観光客とビジネス客のためにしぶしぶ譲歩した結果なのである。フランス女性が、そうしたマシンを使ったり、リュクサンブール公園やチュイルリー公園をジョギングしているのを目撃されることはめったにない。

めったにないが、もしそういう女性に出会ったら、魅力的に見えるだろう。なぜならフランス女性は、心からしたいと思うことをしているからだ。わたしたち全員がとことん頑固な個人主義者なのだ。したがって自分でしたいことをしている限り、何をしようとかまわないのである。多くはないが、フランス女性でもスポーツを楽しむ人々はいる。テニスやスイミングは楽しいし、体にもいい。けっこう。子供たちが公園で走り回っているなら、わたしたちは「楽しんでいる」というだろう。たんにワークアウトが強制的な労働だという見解に、不快感を覚えるだけなのだ。「骨折りなくして利益なし」というアメリカのルールは、わたしたちには受け入れられない。

アメリカ女性がときに実践しているようなバランスの崩れた運動量は、体重減少の目的をかえって妨げるかもしれない。もっと穏やかな運動と比べて、ほとんど、あるいはまったく得るところがないばかりか、過激なワークアウトは敗北主義に（「もうだめ！」）、さらにはより熱心に食べることに通じる可能性がある。

実際、わたしの知っている多くの女性は運動をした結果、肉体により多くの燃料を補給するために食欲が増してしまった。二時間の運動をこなした疑うことを知らない女性たちを待ちかまえている、ジムのカフェに常備されている「敵」と呼べる大量の食べ物を見るといい。砂糖たっぷりのフルーツジュース、二五〇グラムもあるマフィン、高タンパクのエネルギーバー。ジムを出ないうちに、やったばかりの運動が帳消しになってしまうだろう！　人生で長期間にわたって続けられないような厳しい摂生は必ず失敗すると、フランス女性は知っているし、食べ物ではなく、退屈こそ「敵」だと認識しているのである。

アメリカ女性にはふたつの状態があるようだ。すわっているか、くるくる回転しているか。フランス女性はもっと穏やかで、もっと規則的な運動を一日じゅうするほうを好む――ようするに、「じょじょに燃焼させる」のだ。しかも、わたしたちのアプローチ方法は、肉体だけではなく頭も使うものだ。がむしゃらな運動は、やみくもに食べることに劣らず悪い。わたしたちは日々の肉体的運動をできるだけ多様化するように努力し、それが第二の天性となるように訓練する。そして、その過程で自覚を養っていくのだ。

フランス女性は、運動を毎日における不可欠の部分だとみなしている。街着でやっている日々の行動は、全体的な健康のために必須のものであり、運動はジムに限定されたものではない。たとえば中庭を余分に歩いたり、仕事場まで自転車で行ったり、自分の服にアイロンをかけたりする。ようするに、一日のさまざまな場面で、できるだけ肉体を動かそうとすることが大切なのだ。定期的に運動するという目標が与える精神的ハードルを越えるには、これがいちばん確実な方法である。手間をかけずに、利益を享受しよう。

たくさん歩こう

一週間ほどフランスに滞在するたびに、ふだんよりも食べているように感じるのにもかかわらず、五〇〇グラムから一キログらい体重が減っていることに夫は驚いている。秘訣は、たくさん歩くことだ。

ウォーキングはフランスの生活様式の要で、平均的なフランス女性は平均的なアメリカ人の三倍は歩いている。下半身にとって、これ以上にいい運動はない。とりわけ歩幅を長くとれば、脚を上下に動かし、さらに臀部を動かすことになる。さらに、早足歩きはランニングに劣らず心血管にいいことが証明されており、しかも、関節に負担をかけることはない。

ふたつの方法で、ぜひともウォーキングを続けてほしい。

まず、定期的な「目的を持った」ウォーキングを毎日の習慣につけ加えること。死にものぐるいで歩くのではなく、ただおしゃれな散歩をする。最初は少しで、じょじょに毎日距離を延ばしていく。仕事先までずっと歩いていくか、一部を歩くか、あるいは夕食のあとに二〇分歩くか（消化と緊張をほぐすのにいい）して、週に三時間のウォーキングをつけ加えることは、体重を減らすには楽で確実な方法である。効果を目のあたりにすれば、自動的にもっと歩くようになるだろう。わたしはどこにいても、たいてい朝食の前に二〇分歩いて一日を始めることにしている。

第二に、「たまたま」歩く時間を増やす方法を見つけよう。これは、できるだけ歩くまいとするアメリカ的な衝動を抑えつけることだ。わたしたちフランス人はアメリカ人ほど近道を見つけようと必死にならない。もしかしたらフランスがもはや大きな権力を持たないのはそれが理由かもしれないが、その代わり、わたしたちは太っていない。わたしは人生において、旅が目的だと信じている。それほど哲学的ではないなら、これだけは覚えておいてほしい。節約された時間は、燃焼されなかったカロリーと等しい。誰かを待つあいだ、あたりを歩き回ってみよう。

ただし、いかなる肉体的活動も、バランスと調和に留意して慎重に行われるべきだ。では、ウォーキングにいちばんいい方法は何だろう？　混雑した通りを避けて、重い荷物を持たないこと。今回はバッグをどうにか持つことができても、その重みは、無意識のうちに次回のウォーキングを避けようとする誘因になる。ピンヒールはいいアイディアではないが、派手なランニングシューズをはく必要もない。フランス女性は、どこに出ても恥ずかしくなく快適なローファー、パンプス、あるいはゴム底の編み上げ靴をはいている。

市内の公園や田舎の車の通らない道は歩くのに最適の場所だが、あなたのいる土地では戸外が適当でなければ、エアコンの効いたショッピングモールでもけっこうだ。郊外に住んでいる八八歳の女性を知っているが、彼女は冬じゅう巨大なスーパーマーケットを毎日歩いている。いつも一人で。もちろん、都会でも田舎でも、注意を払いさえすれば、自分がどういうふうに歩きたいかがわかるだろう。自然を愛する人もいるだろうし、いろいろなものを見たい人もいるだろう。何があなたの心をとらえるかを発見しよう。

ウォーキングのもっとも重要な側面は、姿勢と呼吸だ。頭をもたげて、背筋を伸ばし、遠くを見つめているか、霧深い駅で恋人を探しているかのように顎を上げる。だが、足下にも気をつけよう（ときどき下を見るだけで、通りの多くの変化を発見することができるものだ）。肩の力を抜き、ぐいっと後ろにそらす（胸を突きだすようにして）。そうすると、ちょうど小川が肩胛骨《けんこう》のあいだを流れ落ちていると想像できる。その姿勢を保つように意識しよう。しばらくすると、それは自動的にできるようになる。ウォーキングのときの悪い姿勢は首と肩が凝っていることの証拠である。

息を深く、ゆっくりと吸ったり吐いたりする。呼吸に集中することは歩くことの瞑想的な価値を高める。食べることと同じように、意識することでその経験の刺激を高め、刺激は満足感につながる。足どりも重要だ。腕を使い、足の親指の付け根だけで歩かないこと。競歩のような歩き方が基本だ。常に飲み水を携帯する。気がついたときには、目的地に着いているだろう。

パリで学生時代を過ごした最初の二年のあいだ、ウィークデーにはエッフェル塔とソルボンヌ大学のあいだをよく歩き、行きと帰りではちがう経路を選んだ（まだ体重の安定期に入っていない時期には、どちらの道でもペストリーの店を避けた）。週末は、ルームメイトもわたしも田舎出身でパリを驚異の目で眺めていたので、土曜日ごとに、ちがう区や庭園やセーヌ川沿いを歩いて過ごした。しばしば一〇キロから一三キロは歩いたにちがいない。休むのは昼食と、サン・ルイ島の有名な〈ベルティヨン〉で五時にアイスクリームを食べるときだけだった——ささやかな週末のごほうびだ。最終的には、ほとんどのパリっ子たちよりも街を詳しく知るようになった。

わたしにとって、ウォーキングはとりとめもない考えごとの時間をどっさり与えてくれるものだ。肉体の散歩に精神の散歩が続くにつれ、緊張がほぐれ、五感が満たされる感じがする。これは一種の特別な贅沢かもしれない。自分が現実に存在していることを意識するこうした瞬間に、イメージ、情報、その他、世の中がわたしたちに押しつけてくる感覚が消えてしまう。そうした空間で居心地よく過ごすことを学ぶには、一人で練習をする必要がある。それによって自分自身に嘘をついたり、逃避しようとしたりする衝動は減っていき、やがて、まったくそういう気持ちがなくなるだろう。あなたはそれを望んでいないからだ。

三次元方向の動きも忘れてはならない。

階段に夢中

四階以下に住んでいる人がエレベーターを使うことに、わたしはいつも驚かされる。フランスでは、階段を上り下りすることは日常の一部になっている。たくさん荷物がなければ、三階まで上がるのにエレベーターを使うことは考えない。しかも、しばしばパリのようにエレベーターのない古い建物だらけだと、他に選択肢はない。

もちろん、ふつうの日に一時間も階段を上がることはしないが、こういうことを考えてほしい。肉体は眠っているときに一時間あたり六〇キロカロリーを消費する。泳げば、四三〇キロカロリー以上を使う。だが、階段を上がることは、驚くべきことに一時間あたり一一〇〇キロカロリーも消費するのだ。階段万歳！

パリの学生生活三年目に、南仏の美しい町でほぼ過ごしている画家に、アパルトマンの留守を預かってほしいと頼まれる幸運に恵まれた。彼女は広いアパルトマンを自由に使う許可ばかりか、専用の部屋も提供してくれた。わたしは大きなパーティーを開く計画を立てた。というのも、ソルボンヌ大学と、貴重なクリュニー美術館の隣にある美しいパンルヴェ広場を見晴らすカーブしたテラスがついていたからだ。夢のような場所だった。カルチエ・ラタンやサン・ジェルマン・デ・プレの界隈なのだ。ただひとつ問題があった。エレベーターなしの建物の六階だったのである。

引っ越したとき、交換留学生としてアメリカにいたあいだに増えた体重はすでに落としていたが、もし減っていなくても、留守番の仕事によって、ほどなくその問題は解決していただろう。そのつもりはなくても、どんどん体重が減っていくのがわかった——とりわけ五月から六月の試験の期間は、一日じゅう階段を上ったり下りたりしていた。小さなパンルヴェ広場で勉強するために下りていき、昼食のため、あるいはトイレに行くため、あるいは必要な本や角を曲がったところの大学の授業に出るためにノートをとりに、また上がった。八九段の階段を（それを勘定することはひそかなゲームになった）一日に六回から八回も上り下りしたのだ。

夏のはじめまでに、服がゆるくなった（毎日のチョコレートとパンと、友人たちとの頻繁なレストランでの食事にもかかわらず）。七月にビキニを着たとき、すばらしい階段のおかげで、スタイルはうっとりするほど変化していた。これ以上バランスのとれた脚と臀部は、コーチについても作りだせなかっただろう。そのときから、わたしは階段に夢中になり、ほとんど宗教的な熱心さで階段を探している。

ニューヨークに引っ越したとき、最初に住んだのはウエストヴィレッジのブラウンストーンの建物の四階だった。ドアを開けて、初めてのディナーの招待客を招き入れたときのことは忘れられない。年齢にかかわりなく、全員が三階分の階段を上ったせいですっかり息を切らしていたのだ。最近は一五階建ての建物（エレベーターつきだ）の一五階に住んでいるので、訪ねてくる人たちは階段を上がってくる必要はない。しかし、不思議がっている隣人が証言してくれるだろうが、週に何度か、わたしは階段をらくらくと上り下りしているのを目撃されている（一二五段ある——今も数えているのだ）。

二〇〇三年の八月の大停電は、いろいろと考えさせられた機会だった。わたしは六階や八階や一〇階で休んでいる二五歳や四〇歳の人たちを追い越していったものだ。つけ加えておくなら、この建物には居住者向けのジムが併設されている。フィットネスの信奉者がどういう結果になるかという、もうひとつの例だ。

それはアメリカのパラドックスのように思える。これほど多くのすばらしい運動選手を輩出し、スポーツにのめりこみ、運動の科学技術を熱心に研究している国なのに、なぜかフィットネスに通じる簡単で地道な方法を避けているのだ。ジムにあるマシンは、ピューリタニズムの名残にちがいないと思うこともある。車に乗ったり、食べすぎたりする個人的な罪を償うために、自分を鞭打つための道具なのだ。フランス女性は幸せにも、そうした善や悪の極端な行為に悩まされることはない。健康とはバランスのとれた灰色の領域なのである。

階段の数段をつけ加えることは簡単に思えるかもしれないが、何かの理由で実行できないか、医者の忠告に背くことかもしれない。運動に関しては、常に医者の言葉を優先しよう。その場合、同じような効果を発揮する日々の消費カロリーを増やす方法なら、他にもある。たとえば家の掃除は気分を高揚させてくれる。日々の仕事がますます複雑になり、プロジェクトが何週間も続く世界にいると、掃除はひとつの仕事をしたという達成感があるし、簡単に満足感を得られる。

日常的な運動は、過激なトレーニングには年をとりすぎているか、虚弱すぎる人のためのものだというアメリカ的な考えにだまされてはならない。あらゆる年齢の女性が、日頃の運動で大きな恩恵を得られるのだ。目に見える結果によって、それを増やしたり減らしたりできることも忘れてはならない。フランス女性のように生きるには、継続的な微調整が必要だ。練習すれば、何も考えなくても調整できるようになるだろう。

簡単な運動を生活にとりいれる

フランスの農場で、朝から晩までつらい労働が行われていた時代を懐かしいとは思わない。しかし、体を使わない生活様式が少々はびこりすぎているとは感じている。そうやって節約された時間は仕事や家庭に無為に使われ、かえってあわただしい思いをすることになる。

慎重な日々の運動によって、中年期は申し分なく切り抜けられるが、女性は年をとるにつれ、筋肉や骨が自然に衰えてくるので、もう少し特別なトレーニングを考える必要が出てくるだろう。常軌を逸したトレーニングをしていたコレットは、早々に燃え尽きてしまったようで、老年になるとあまり健康ではなく、一人で歩くことすらできなかった。

小さなダンベル（一・五キロから二・五キロ）を単純な運動に利用するのは、上半身を鍛え、骨密度を維持し、心血管の活性化をはかるにはいい方法である。朝いちばんに、数回の腹筋運動で腹部を鍛えるのもいい――これはできるだけ早く始めよう。というのも、腹筋はいい姿勢を保つだけではなく、すべての重要な臓器を定位置に支える筋肉だからだ。

出勤前でも、軽い負荷をかけた運動を毎日の行動に組み込むことができる。たとえばシャワーかバスを使ったあと、脚をまっすぐ伸ばしたままでかかとをふくようにする。車や地下鉄ですわっているときにも、座席に背中を押しつけたまま、腹筋を一二秒間ひきしめる。家で雑誌を読んでいるときに、床に脚を伸ばしてすわり、V字形に開き、両手を両側につく。これは太腿の内側の筋肉のいいストレッチになる。仕事場では、デスクから定期的に立ち上がる（CEOが自分でコピーをしているのでよく驚かれたが、廊下の先まで歩いていって体を伸ばすための口実だったのだ）。

おわかりだろう。大切なのは、毎日のエネルギー消費を増やすことなのだ。一日じゅう、ふだんの動作にいくつか余分なものをつけ加えてみよう。歩くことをけちらずに、倍にしてみる。ささやかな変更は大きな改革よりもずっとたやすいが、ちりも積もれば山となる。長期的に眺めよう。ちょっとしたことで一日に五〇キロカロリーだけ余分に消費することは、一年だと数キロの脂肪に匹敵する。簡単なことをしていれば、決して「もうだめ！」と悲鳴をあげることはないのだ。

正しい呼吸法

結局のところ、すべての動作は正しい呼吸に、他の何よりも頻繁にやっていることの動作(一日に二万二〇〇〇回)にかかっている。毎日一五キロの空気を動かすには、かなりのカロリーを必要とする。息切れはあなたをその場に立ち止まらせ、肉体の効率的な燃料消費をさまたげてしまう。さらに、意識した安定した呼吸によって、食べ物に対してもバランスのいい鑑識眼を持てる。呼吸の方法についてはすでに完成されていると考えているかもしれないが、よりよい方法は学ぶだけの価値がある。

意識的な呼吸は瞑想のもっとも簡単な形であり、ヨガのいちばん基本的な部分だ。何かを習おうと思っているなら、ヨガをぜひともお勧めしたい。ヨガにおける呼吸は、過食や痛飲の大きな原因になるストレス反応から、食べることを断ち切ってくれる。さらに肉体の細胞すべてにエネルギーを注入することで、全身のエネルギーを高める。呼吸は代謝を促進するプロセスなのだ。

わたしは地下鉄で(やや控えめだが)、飛行機で、ベッドで、デスクにすわっているときに、呼吸法を実践するが、それは自宅での決まり切った生活にも組み込まれている——呼吸をしなくてはならない場所ならどこでもということだ。まず、その瞬間に入りこむというのが大切である。呼吸は究極の今という瞬間の刺激だ。呼吸をするときは、過去や未来は考えない。あなたは「今、ここに」存在するのだ。それは究極のダイエットである。

1 リズムと意識

目を閉じる。片手をお腹に置いて、呼吸を意識する。新しい息が入っていくたびに、手がかすかに持ち上がるのを感じる。息が出ていくたびに、手が沈むのを感じる。この上がったり下がったりの動きに、一二呼吸のあいだ集中する。

2 眠りへのカウントダウン

ペースがつかめるまで1の動作を続ける。息を吸うときには、「一二」と心の中で言い、息を吐きだす。次に息を吸うときには、「一一」と言い、息を吐く。ゼロになるまでこれを続ける。じっくりと時間をかける。ゆっくりのほうがいい。これを二分間……あるいは眠りに落ちるまで繰り返す。

3 眠りへのスローダウン

息を吸いこむときには六まで数え、息を吐くときには九まで数える。これをしながら、頭からあらゆる想念を追い払い、呼吸だけに完全に集中する。ほんの数回、深い呼吸を繰り返すだけでリラックスし、やがて眠りに落ちるだろう。

4 波のような呼吸

消化は自律神経系に左右されるので、感情が消化機能に影響を及ぼすのは当然である。よりゆっくり食べ、脳が堪能したという判断を下す時間を与えるには、ちゃんと呼吸をすることが重要である。波のような呼吸は空腹か空腹だと思えるとき、あるいは食事前に実践するのがいちばんいい。

立つかすわるか仰向けになるかして、片手をお腹にのせ、もう片方の手を胸の中央に、手首を乳房の下あたりに置く。息を吸いこみ、腹部を少し持ち上げながら胸をふくらませる。息を吐き、胸に少し圧迫を加えながら腹部をふくらませる。これを二四回繰り返し、通常の呼吸に戻ってから、それまでやっていたことを続けよう。

5　鼻呼吸を交互にする

立つかすわるかして、両方の鼻孔から息を吐きだす。次に右の鼻孔を右の親指で押さえ、左側で息を吸いこむ。左の鼻孔を右の人差し指で押さえる（これで両方の鼻孔が押さえられている）。そのまま息を止める。親指を離し、右の鼻孔で息を吐きだし、また右の鼻孔で息を吸いこむ。そのまま息を止め、また右の親指で鼻孔を押さえる。人差し指を離し、左側から息を吐きだす。これで一セットだ。六回繰り返そう。息を止めるとき、吸いこむとき、吐きだすとき、それぞれ六まで数えよう。

6　あくび

実は初めてニューヨークに引っ越して、趣味としてモダンダンスを習っていたときに、あくびの技術を知ったのだ。わたしは才能のあるダンサーではなかったが、あくびにかけては一流で、好きなときにいつでもあくびができた。そのクラスをとるまで、あくびがストレスをやわらげ、気持ちを落ち着かせ、繰り返しているうちに眠気を催させる、ということを知らなかった。実際、クラスの終わりに仰向けになって、あくびの技術を練習しているうちに眠ってしまうこともあった。

あくびをしているあいだは、鼻孔からとりいれるよりも大量の酸素を肺に入れるので、血液の流れが活性化される。大あくびの声を出すだけで、緊張が緩和される。あくびをするためには、深く呼吸して、できるだけ口を大きく開かなくてはならない。二、三度試してみれば、自然にあくびが出るようになり、いつまでも続けられるようになるだろう。

よりよい眠りのために

眠りは現代人の生活でもっともないがしろにされているものだ。大半の人々は睡眠時間を切りつめて、ぎりぎりでやっていけると考えている。しばしば睡眠時間によって善し悪しを判断され、より少ない睡眠で生活しているほうがすぐれているとみなされているのだ。しかし呼吸と水を飲むことに劣らず、眠りは直接的に健康に重大な影響を及ぼす。しかも、一般に認識されていないが、あまりにも睡眠時間が少ないことと、体重増加のあいだには関連性があるのだ。

いい睡眠をとらなくてはならないが、そのためにはコツがある。ただし、いい睡眠はもっとも基本的な喜びのひとつだが、他の喜びと同じように個人個人を優先するべきだ。同じ要求やパターンを持っている人間は、二人としていない。

太陽と季節に従って生活し働いていたときは、眠ることはもっと簡単で、体内時計は日が長くなっても短くなっても、きちんと調整を行った。現在、それぞれが自分の時計に従っていて、しばしばあまりにも短い睡眠時間で暮らしている。同時に、不眠症も広がっていて、それに応じた投薬治療が行われている。

睡眠不足は精神の安定を奪い、そのため過食になりがちだ。食べ物は活力を得るための、もっとも簡便なもうひとつの方法だからである。そんなふうに感じているときは、高エネルギーの食べ物を求める。さらに当然ながら、睡眠不足は喜びを得るための精神的機能をそこなう。最良の経験は感覚が冴えていなければ得られない。きちんとバランスよく食べるためには、ひと晩ぐっすり眠ることが不可欠なのである。

いくつかの決まった手順によって、夜の上質な休息を手に入れられることもある。わたしの場合、チザン茶は欠かせない。ただし、どういう形でも水分は役に立つ。水分不足は常に睡眠の質を悪くするからだ。このため、眠る直前のアルコールはよくないし、少量でもかえって興奮剤として「逆説的な効果」を発揮してしまうことが知られている。

眠る環境については、寝室を見回してみよう。改善するために、風水に通じる必要はない。眠気を誘う控えめな照明だけでも、とても効果があるだろう。夏にプロヴァンスに滞在すると、夜気に漂うラベンダーの花の香りが、自然な眠りを誘った。ヴォクリューズ県のゴルド近くにあるセナンク修道院の見事なラベンダー畑は忘れられない。ラベンダーの香りは、不思議なことに眠気を催させ、摘みたての花束や、花のエッセンシャルオイルを熱して、香りを楽しむことができる。

リラックスしてベッドに入るようにしよう。フランス人は遅い時刻に食事をするのを好むが、夕食が消化されないままではベッドに入らない。そうなると、夜は一杯のワインとともに（適量を食べ物といっしょにとると、緊張をやわらげてくれる）軽く食べるのがよさそうだ。コントロールされた呼吸もまた、体に眠りの準備をさせるために必要だ。室温もないがしろにしないように。冬でもせいぜい摂氏二〇度程度に涼しくしておくべきだ。吹雪でもない限り、窓をほんの少し開けて新鮮な空気をとりいれよう。

いったん睡眠のサインを無視したら、また眠くなるまでに二時間必要かもしれない。毎日、同じ時間に寝て、同じ時間に起きるようにするといい。「埋め合わせ」のために日曜に昼まで寝る習慣は、思いちがいに基づいたものだ。食べ物は週単位で計画してもいいが、睡眠はだめだ。不足気味のときは、昼間に一〇分から二〇分の昼寝をするようにしよう。ただし、二時間というような長い午睡は避けるように。それは睡眠のリズムを崩してしまう。

最後に、中庸ということを忘れないことだ。個人によって必要な睡眠時間は異なるが、六時間以下も八時間以上も不健康である。寝すぎている人は少数だろうが、よいものである睡眠でも、とりすぎることはありうる。ベッドにいる時間を与えすぎると、体は不効率な眠りをとるようになる。

姿勢を正しく

いい姿勢を推奨したい。体重は身長に関連している。少なくとも、わたしたちはそう感じている。フランス女性は顎を高く掲げ、いい姿勢をとることを身につけている（頭の中央にロープかワイヤーをとりつけられて、上にひっぱられていると想像してみよう）。

なぜか子供のときは、女の子だけがまっすぐ立てないことで注意を受けた。高校に通っていたとき、すばらしく姿勢のいい女の子がいて、どうしてそんなふうにできるのかたずねたことがある。自宅にいるときは母親にものさしを肩にとりつけられ、いい姿勢を強制的に覚えこまされたのだった。わたしの子供時代は、いい姿勢はバレエのクラスで教わった。誰もバレリーナにならなかったが、習いごとは役に立った。

さらに体育教師はいつも、フランス人は小柄な人種なので、数センチ大きく見せる工夫をすることは悪いことではない、と言っていた。今でもコンピューターの前にすわっていたり、通りを歩いていたりするときに、背中が丸くなっているのに気づくと、体育教師の言葉を思い出し、すぐさま姿勢を正す。そうすると、もっと背が高くなったような気になる。

10

生きる喜びを追求する

五感を研ぎすます

理性はフランス女性にとって、太らないための究極の防火壁になっている。そして、当然、理性の入り口には五感が存在する。五感を通して、わたしたちは世界と触れあう——風味、舌触り、音、匂い。誰もが五感でちょっとしたヨガを演じているのだ。そんなふうに精神統一すれば、食べているものを含めて、経験していることから最大のものをひきだせる。

そうやって得た満足は、自分で作りだした満足である。それが生きることの技術、すなわちフランス人にとっては生きることの喜びを追求するための真髄なのである。この追求のせいで、ときには「あまりにもブルジョワ的すぎる」とからかわれることもある。ただし、わたしたちの喜びの追求は社会階級とはほとんど関係がない。わたしたちにとって、次の休暇は新しい車よりも意味があるし、どうしても必要でなければ、新車のために休暇を犠牲にすることは決してない。常に、所有するよりも、存在し、感じることに重きを置くのだ。

五感を備えた人間は、それを研ぎすますという恩恵を与えられている。海辺を歩くこと、ペットに触れること、オレンジを食べること、木ぎれを拾いあげて匂いを嗅ぐこと――すべてが五感による経験で、それを実践することによって、感覚がより鋭くなる。ひとつひとつの経験に集中し、描写力を向上させれば、たちまち一瞬一瞬がより豊かになるだろう。ささやかな経験でも、連想と記憶により、あらゆる感情を喚起するということを忘れてはならない。そうした感情はわたしたちの人生経験、文化、環境に関連している。こうした効果を意識すればするほど、それをもっと利用できるようになる。さらに、破滅的な感情の影響を、より巧みにかわすことができるようになるだろう。

フランス女性は日々の何でもないことに、喜びを感じるように心がけている。フランス語には好き勝手をすることを意味する単語がたくさんある――甘やかす《ガテ》、甘やかす《ドルロテ》、着飾らせる《ビシヨネ》、甘やかす《シユシユテ》――だが、堕落と同意語とは思っていない。それらは徹底的に人生を楽しませてくれるので、食べ物のような別の楽しみから過度の慰めを得ることを防いでくれるのだ。何かを禁ずるとしても、強欲な自分自身に思い知らせるためではない(自己懲罰は決していい結果にはならない)。なんらかの喜びを我慢する唯一の目的は、適正なバランスでより深く喜びを味わうためなのである。

もちろん、食べ物ほど頻繁に、例外なく喜びを味わえるものはない。したがって、アメリカ人が食べることを罪悪と結びつけることには違和感を覚える。フランス女性はカフェテラスでいただく午後のペストリーを「ささやかな愛すべき罪」と呼ぶかもしれないが、それはしゃれで言っているのだ(フランス人の頭の中では、罪は「ささやか」で「愛すべき」ものなのだ!)。

体重の問題は、食べることに対する態度とおおいに関係している。というのは、その態度によって、何を摂取するかが決まってくるからだ。精神を病むことが、すでにストレスの多い生活にさらにストレスをつけ加えているのだと、わたしは考えている。

それによって、喜びの純粋な価値が急速に失われてしまう。国全体の考え方が変化しない限り、肥満病の流行を食い止めることはあまり期待できないだろう。

食べることへの愛

フランス人にとって、コレットがテーブルを「愛と友情の出会う場所」と称したのは非常に共感できることだ。しかも、それは純粋に比喩的な描写ではない。フランス人は、喜びとはお互いの関係において成立するものだ、と考えているのである。食べ物にも、食べることにも、食事をともにすることにも関心がない相手と暮らすことほど、退屈なものはないだろう。情熱は別の情熱を呼び寄せるものだ。もちろん、それは双方向においてである。

オマー・シャリフはある世代のフランス女性たちの心をとらえたが、それは《ドクトル・ジバゴ》で見せた浅黒いハンサムな顔のせいばかりではなく、食べることが好きではない女性とはつきあえない、と言ったせいでもある。たしかにフランス女性は知的なタイプに弱いかもしれないが、官能に無頓着な男性を好きになることはめったにない。

官能は誘惑には不可欠で、誘惑はフランス女性の自己採点において高く評価されるものだ。誘惑されるにはすばらしい美人である必要はないが、官能的でなければならない。モデルは男性の目を惹きつけるかもしれないが、たまたま官能の面で禁欲的だったら、長く男性を虜にすることはできないだろう。高級雑誌で提唱されているような、不自然な女らしさを非難しているわけではない。わたしたちはただ個人的にそれを受け入れないだけだ。

どんなに健康的に見えても、根本から健康でなければ、ある種の優雅さをかもしだすことはできない。これはどんな女性でも努力すれば達成することができるし、フランス女性はより直感的にそれを身につける。もちろん自分が何を着て、何を食べるかについて関心を払っているものの、フランス女性の大きな特性は自分らしくあることと、人生の楽しみに魅力を感じることである。それは体重とはほとんど関係がない。そもそも、食べ物を拒絶することなど、まったく頭に浮かばない。

それどころか、食事そのものはその壮麗さにおいて、ヴェルサイユ宮殿のディナーの時代から誘惑の場になっていた。フランス女性は、注文の仕方や食べ物の味わい方で誘惑をする。他人の皿からこっそり味見をしたり、恋人にとびきりおいしいひと口を食べさせたり。そして、テーブルのある種のフォーマルさが食べ物に対する情熱を高めるように、食器、盛りつけ、雰囲気も、ともに食事をする気持ちを高揚させる。意外な料理や、突然の外食は、居心地のいいふだんの夕食以上に好奇心を刺激する。ここぞというときには、シャンパンを一本出すといい、とわたしはいつも勧めている。

フランス人にとって、食べることによるセックスアピールは第二の天性なのだ。たぶん、そのせいで、多くのエロティックな誘惑の言葉は食べ物に関係しているのだろう。わたしは子供時代、親愛の情を表わすさまざまな食べられる物で呼ばれたものだ。わたしの小ガモ、わたしのキャベツ、わたしの鳩、わたしのウズラ……。

笑いは若さの秘訣

セックスそのものは、副作用のないすばらしいアンチエイジングのための処方である。心血管を活性化し、ストレスを減らすホルモンの生産を増やし、気分を向上させる。良好な気分はあらゆる楽しみを、とりわけ食べ物をきちんと味わうために必要な心理状態である。安定した精神状態は満足感には不可欠で、過食に向かおうとする衝動を失速させる。しかし、セックス以上に、恋をすることは健康にいい。ゴーギャンはタヒチで「恋をして幸せになること」と題した木製のレリーフを制作した。悪くない秘訣だ。

もしかしたらこの方法は、「きちんと食べて運動をしなさい」と同じように「言うに易く、行うは難し」だと感じるかもしれない。それでも、多くの女性が愛を喜びとして、いとおしむことができずにいると思う。恋愛も結婚も、仕事に持ちこむのと同じ断固たる決意によって遂行されるものだ。ロマンスは科学ではなく芸術で、正しく食べる技術もまたしかりである。恋愛がそのもっとも豊かな実りを享受するには、教養と洗練が必要なのである。

愛においては、気まぐれさと安定が、頑固さと柔軟性が、華々しい興奮と安らぎの喜びが交錯する――対照性と意外性は、食べ物だけではなく愛をも興味深くするのだ。真実の愛は真に誰かを知ることにおいて成立する。そして誰かを知ることはとても長い時間が、おそらく一生分の時間がかかる。たぶんそのせいで、フランス女性は一〇年、二〇年、それ以上長く同居していても、情熱や神秘性を保つのが得意なのだ！それはお金と努力を注ぐ価値のあることだ。

また、笑いほど、愛が自発的に続く動力となるものはない。フランス女性は愛すべき道化者（おもしろくて、笑わせてくれる恋人）を見つけることを夢見る。笑いは若さの秘訣だという格言は、四歳の子は一日に五〇〇回ぐらい笑い、平均的な大人はわずか一五回だという事実が、経験的裏づけになっている。大人になるというのが、そういうことなら、それは仕方がない。フランス女性は、幸せだから笑うのではないことを直感的に悟っている。笑うから幸せになるのだ。

笑いは肉体的および精神的な快楽である。リラックスさせ、刺激し、解放感を与え、官能的だ。笑うという肉体的な行為は、ホルモンの生産をうながし、気分を高揚させる。それは一種の体内の美容体操で、血液循環を改善し、むっつりとすわっているよりもたくさんのカロリーを燃焼する。

笑いは野生のキノコのようなものだ。向こうからはやって来ない——人生という冒険を常にわくわくするものにしておくために、意外なものを求めるか、頭を空っぽにして、こちらから探しに行かなくてはならない。友情でも恋愛でも、楽しませてもらうのをじっとすわって待っているべきではない。率先して、楽しめる相手と会う約束をしよう（多忙な生活や、電子コミュニケーションの手段を過度な孤独の言い訳にしないこと——あなたを笑わせることができるのは才能で、それも貴重な才能なのだから）。

何年も前、夫、エドワードの母親は幸運にもわたしを気に入ってくれて、彼がようやくプロポーズすると心から安堵した。しばらくして、義母はエドワードに様子をたずねた。彼はこう言った。「彼女にいつも笑わされてるよ」事実、休暇の食事のときに、わたしは夫の家族全員を笑わせることを楽しんでいる。長年にわたって、わたしたちはさんざん笑ってきたので、夫に「まだわたしを愛してる?」と聞くたびに、彼はいつもこう答える。「きみがぼくを笑わせてくれる限りは」わたしはずっとそうするつもりだ。

ドクター・ミラクルは最初にこう言った。「すべては態度の問題だ」偉大なプロヴァンスの作家マルセル・パニョルは、神は人間が知的であることを慰めるために笑いを与えたと信じていた。わたしはむしろ、神がわたしたちを知的に創造したおかげで、わたしたちはいい笑いを高く評価できるのだと信じたい。

11 ライフステージのさまざまな局面

バランスは努力によって保たれる

バランスを獲得し、それを保つことは、遺伝の力でなされるのではない。生き方を通じて養われるものだ。たしかに、遺伝子は大きな働きをするし、バランスを保つのがとても簡単そうに見える人もいる。だが、外見だけではだまされる場合もある。一見、バランスのとれた状態に見えても、実は不健康な習慣をはらんでいることもあるのだ。ハンバーガーとピザしか食べないのに、まったく体重が増えない有名なモデルのことを考えてみよう。遺伝子が彼女の内部を攻撃から（わたしたちの嫉妬に駆られた視線は別にして）守っているのかもしれない。しかし、そういう女性は、自分が食べるものや、どれだけ体を動かすか、といったことにもっと関心を払っている女性に比べ、健康ではない可能性が高い。

ほっそりした体型の遺伝的素因は、すでに申し上げたように、フランス女性に偏って配分されているわけではない。健康的なバランスを保って暮らしているように見える人の大半が、実際にはそのために努力しているのだ。しかし、賢明な調整と実践方法によって、その努力ははるかにたやすいものになっている。

不幸にも、すべての女性にとって――「人生とは不公平なもの」であり――努力して達成したバランスが、年とともに揺らいでくる。肉体に細心の注意を払い続けなければ、健康的なバランスは崩れ去ってしまうだろう。だが、絶望することはない。一生、関心を持ち続け、調整を増やしていくことは、長い不均衡の期間のあとで大々的な矯正を行うよりもはるかに楽だ。警戒と迅速な対応によって、決して太らずに長い人生の楽しみを味わうことができるのだ。

それでも、バランスは崩れる。長いあいだちゃんと食べて、活動的に過ごしていたのに、突然、バン！――不可抗力なのだ。男女を問わずそういうことは起きるが、とりわけ女性の場合、その体重と体型は、ホルモンが乱れる三つの大きな肉体的および精神的出来事によって、劇的に変化する可能性がある。思春期、妊娠、そして閉経。そのすべてが厄介な体重増加というさしせまった危険をはらんでいる。最初に食べて、あとから質問をするよりも、それらに備えてあらかじめ準備しておいたほうがずっといい。

では、ライフステージ別に見ていこう。

一七歳から三五歳

多くの人々にとって、二〇代は無限の可能性を秘めた時期に思えるだろう。だが、ふりかえってみると、女性はたいてい三〇代を理想と考えている。わたしもそうだったが、一〇代後半から二〇代初期は、避けがたいつらい過渡期である。大学、就職、家庭すら持つかもしれない。すでにティーンエイジの問題で周囲の忍耐力をすり減らしてしまったときに、こうした大きなストレスがふりかかってくるのだ。

体重の問題で悩んでいる二〇代の女性には数え切れないほど会ってきたが、それはいまだに食べること、飲むこと、体を動かすことが大人の習慣になっていないせいなのだ。彼女たちが維持できないダイエットに翻弄されているのを目にするのは、とても痛ましい。圧倒的に独身が多いこのライフステージでは、頻繁に社交上のイベントが開かれているが、彼女たちはそのイベントにあわせて結果を出したがる。となると、二週間で五キロ減らせるダイエットはきわめて魅力的だ。さらに悪いことに、大半は料理をまったく知らない。

あなたがそういう女性の一人なら、フランス女性の確実な方法をお勧めしたい。ひと月の栄養学的な棚卸し、魔法のポロネギのスープ、短期および長期の体質改善。今や、子供じみた行動と手を切ることを真剣に考えるべき時期なのだ。

一七歳から三五歳までの時期にもっとも謳歌される自由は、大人の過剰さも招き寄せかねない。贅沢な外食(ビジネスや、大人の口説きの儀式で)、成人したばかりで監督されていない若者のあいだのアルコールの過剰な摂取。この世代では、たいていの過食は午後八時過ぎに起きる。もっとも警戒すべき時間帯だ。昼食、夕食、寝る前の中間地帯という時間の流れの中で、空腹をなだめるものを見つけておくのは大切である。

筋肉量と骨密度は最高値になる。皮肉にも、この時期は、仕事で、ますます長くデスクの前にすわっていることを人生で初めて要求され、すわってばかりの破滅的な生活になりがちである。体を動かし、よく歩く習慣は、こういうときには役に立つが、それでもマシンで走って、その罪をつぐなおうとする女性もいる。結局、それはあまりにも退屈で疲れるし、不安定なバランス状態にある女性には、何もかもまずい結果になりがちだ。

フランス女性の効率のいいやり方を早く学べば学ぶほど、今後の人生はよりたやすく、より楽しくなるだろう。運動の時間を楽しいものに変えるようにしよう。楽しくできる活動を見つけよう。友人たちといっしょにできるならなおいい。トライアスロン競技者からカウチポテトまでの道には、一〇〇〇もの停留所がある。少なくとも一日に三〇分歩くことは、この時期にぜひとも始めなくてはならない。運動をしたいなら、スイミングとヨガをお勧めしたい。いずれにせよ、このライフステージになったら筋肉が緊張し、柔軟性がなくなるほど運動はしてはならない。回復するのがとてもむずかしくなるからだ。代謝も同様で、二五歳から悪くなりはじめる。

妊娠した女性にとって、脂肪がつくのは自然で、とりわけ最初の数カ月は授乳のための体を作るためにそうなりがちだ。分娩後の体重の問題は、妊娠前に体重超過気味だった場合はいっそうむずかしくなる。というわけで、二人分のバランスを保つ努力を始める前に、一人のときにきちんとバランスを獲得しておくほうがいいだろう。

授乳は赤ん坊のためだが、母親のためにもなる。脂肪の蓄えを、そもそもの目的である母乳製造にふりむけられるからだ。一カ月の授乳は、スタイルを細くする奇跡を行う。とりわけ腰から下、「乗馬ズボン」とか「鞍袋」と呼ぶ部分が細くなる。妊娠していたときの太腿をなくすことは、フランス女性が本気で執着することである。ストレスを巧みに処理できれば、母親としての奮闘は、体重減少にとても効果がある。

誰かといっしょでも、一人でも、人生を独力で切り開きはじめたらすぐに、以下のルールが必要である。

＊ちょっとした独創性と規律は大きな実りをもたらす。大人として初めて選択をするなら、大人らしい選択にしよう。あなたが破るルールは、もはや親のルールではなく、たんにばれなければいい、という問題ではない。

＊仕事での昇進、結婚、母親になることはこの時代における大きなストレスになる。誤解、疑い、失敗がふりかかるだろう。最上の防衛策はささやかな幸せ《レ・プティ・ボヌール》、日々を奇

跡に変えてくれるささやかなことを味わうすべを学ぶことだ。仕事に行く途中の日の出、満開の花、あるいは見知らぬ人から思いがけず笑いかけられること。困難に直面したら、人生の家臣ではなく、支配者となるようにしよう。選択と危険は表裏一体だ。成功に通じるすべての道は、危険の中を通っていく。熱心に夢を描き続けよう（あまりにも多くの人が、この段階で夢を見ることをやめてしまう）。だが、一日一日もきっちりとこなしていこう。今、学んだ生きるすべが、残りの生涯の生き方を決めるのだ。

＊疲労と緊張の源が増すだろう。カクテルではなく、肉体的活動でそれと闘おう。新しい活動の形を発見しよう――ヨガ、ダンス、ゴルフ、テニス、興味を持てる何でも――ただし、歩くことと階段を上ることはさぼらないように。

＊日焼けサロン。ノー！　サングラスと日焼け止め。イエス！　先を考えよう。明日ボトックス注射をするよりも、今日、青白い顔のほうがいい。

＊代謝機能は当分のあいだ高い。それを謳歌して、新しい食べ物を果敢に試してみよ

う。ただし、新鮮なフルーツと旬の野菜を食べることは忘れずに。

＊材料と、摂取しているものに、そろそろ注意を払いはじめよう。シェフになるつもりがなくても、料理教室は楽しいし、食べ物との関係をよりよくしてくれるだろう。

三五歳から五五歳

「年をとっても分別がつくわけじゃない」というのは、そう期待している人にはむなしい慰めだろう。フランス女性はことわざにもあるように、実際、この期間が最高にすばらしい――また心底からそう信じている。あなたも信じられるようになるはずだ。この時期まで、満足すべき状態を保ってきたら、その経験と知恵をフルに利用して、食べ物とセックスを含む喜びをたっぷり味わうことができる。同時に、承知しておかねばならないのは、仕事や家庭でのより大きな責任も含めて、努力して勝ち得たバランスを崩そうと企んでいるスパイがいるということだ。両親と子供の両方の世話をする期間かもしれない――大きな圧力だ。「自由な時間」が奪われてしまうだろう。さらに悪いことに、かなり急速に代謝が悪くなっていることに気づかされるかもしれない。フランス女性はこの時期を最盛期でありながら危機でもあると認識しているので、めったに降伏しない。

無限に思えた若さの寛容さを失い、今や健康的な食生活をしてこなかったツケが、ついに回って来るかもしれない。体重を減らしても、皺は増え、急速に水分を失って肌はたるんでくる。そして、睡眠がかつてないほど必要になる。夜どおし起きていて仕事に出かけても、はつらつとして見えたときのことを覚えているだろうか？　そうしたものとはお別れなのだ。

睡眠不足はこの時期にはっきりと表れ、体重増加のおもな原因になる。無理をしても罰が下されない時期は終わりを告げたことを素直に受け入れよう。三五歳で始まる「七年のルール」の観点から考えていこう。その後七年ごとに、肉体は習慣を見直してオーバーホールをする必要があるほど変化していくのだ。四〇歳、五〇歳といった節目の誕生日を待たないほうがいい。こういうときは、みんなに注目されているので、しばしばやる気が失せ、トラウマを誘発しやすい。

三五歳を境に、消化力は低下しはじめ、二〇代と同じようには食べられなくなる。典型的なのは、毎年、五〇〇グラムの筋肉を五〇〇グラムの脂肪と交換していくことだろう。四二歳から、だいたい四九歳の閉経までホルモンのレベルが下がり続け、そこにいたると深刻な骨密度低下も始まる。このため、ここにいたって若い頃から歩いていたにもかかわらず、フランス女性は体重が増えてくる。筋肉に一定の負荷をかけて行うレジスタンス・トレーニングは、筋肉と脂肪の変換を逆回しにするためにもっとも確実な方法だろう。これが何よりも二十数歳年上の女性たちと決定的にちがう点だ。このトレーニングによって骨の損失を遅らせ、代謝の遅さをカバーする（覚えておいていただきたいが、筋肉は休んでいても、他の組織よりもたくさんのカロリーを消費する）。

ただし、不幸にもコレットのように、やりすぎないようにしよう。最初は一・五キロから二・五キロのウェイトで始め、大きな動きで筋肉を動かしてゆったりとした動作を心がけよう。勢いをつけても肉体は活性化されない。ゆっくりと制御しながら繰り返すことで、活性が生じるのだ。ジムが楽しい場所だと思うなら少なくとも最初の一、二回はトレーナーを予約しよう。わたしは相変わらずジムが嫌いなので、あのやけに複雑なマシンに対するアドバイスは与えられない——まるで戦闘装置のように見えるのだ。フリーウェイトで上半身を鍛えているあいだ、腹部のためには毎朝、腹筋運動をしよう。真面目にすることだ。さらに脚については、ひとことしかない。階段だ。

この年代の精神的および感情的な甚大な変化は軽視できない。とりわけ、よくある離婚や親の死という出来事が含まれているなら。わたしたち自身の死にも思いをはせる時期である。その結果陰気になってしまうか、喜びを求めることにいっそう関心を注ぐことができるかだ(フランス女性がどちらを選ぶか言うまでもないだろう)。

ただ、直接的な満足を求める若いときの欲求を卒業したので、あなたはフランス女性のように体重を減らすうえで有利に立っている。しかも、その年になるまでいろいろなことを試してきたので、何が喜びを与えてくれ、何がそうではないかをちゃんとわきまえているはずだ。つまらないことは誰も賞賛しないように、つまらない人生を送ってきた人を賞賛する人はいない。だが、借り方の項目は無視できない。数々の要求、運命の逆転が、あなたを喜びゼロの境地に追いやるかもしれない。そこには向かわないようにしよう。自分の喜びを具体的にあげられなかったなら、これまであまりにも多くの喜びを放棄してきた可能性がある。そろそろ、そうした喜びを求める頃合いだ。

わたしの場合、この時期は新しいタイプの食べ物に目を開かれた。今、わたしは大豆が好物だ。豆を丸ごと煎ると、カリカリした歯触りになり、木の実の香りが立つ。

また「敵」をとる量も回数も多少減った。チョコレートを食べるのを毎日から週に三度にして、赤身肉を食べる頻度も減らした。だがじょじょにそうしているので、他人はまったく気づかない。さらにこの時期に、すでにスケジュールに入れているウォーキングに、週に何度か一五階分の階段を上がることをつけ加えた。わたしにとって、その二〇分は自分の生き方を貫くために必要不可欠なのである。

ドクター・ミラクルは二〇歳で健康に見えるなら、多かれ少なかれ、ずっとその体重を維持しなさいと言った。その完全に論理的な目標を現実にするための基本法則は、以下のとおりである。

＊他の食べ物、特に脂肪や糖分の多いものに比べて、フルーツと野菜の割合を増やそう。脂肪や糖分の多いものをしじゅう食べているなら、どちらも減らすようにしよう。甘い物好きも、時間をかければ、やがてバランスを得られる。より積極的に「少なければ少ないほどいい」を実践し、意味のないカロリーを避け、それを本物の喜びのためにとっておこう。楽しむときは注意深く味わおう。

＊生活のリズムにもっと関心を払うようにしよう。毎日、毎週、毎月。肉体的動きを

頭の中で計測しよう。自覚はストレスを減らし、幸福感を促進する。さらにコントロールされた呼吸法を練習しよう。

*どこに行くにも水を持ち歩いて、少なくとも一日に二リットル近く摂取するようにしよう。

*食べ物といっしょにマルチビタミンを飲みはじめよう。

*イエスという視点を持ちながら、別のものにはノーと言うことも学ぼう。

*一日にささやかな休息の時間を作ろう。デスクでもしばしの休息をとろう。目を閉じて、意識して呼吸をするだけでもよい。

*新しい関心ごとを見つけるようにしよう。人生は発見によってより豊かになるように思える。あまりにも多くの女性たちが、若いときの興味にしがみつき、中年の目でそれを見ようとしている。きのうの発見は今日の退屈かもしれない。年齢のせい

で閉ざされている活動はほとんどない。喜びを求める率直さや好奇心は、若者の専売特許ではないのだ。

＊肌はしだいに乾き、弾力を失ってくる。だが、美容整形や幹細胞療法を受ける必要はない。ただし、たっぷりの化粧水と、太陽が出ていないときでも日焼け止めは必要だ。わたしも含めて多くのフランス女性は外に出るときはいつもサングラスをかける。それはあなたを謎めいて見せると同時に、小皺を防いでくれるのだ。

五五歳から七七歳……さらに先

寿命が延びて、つい数十年前には老年といわれていたこの段階は、多くの人にとって、今では人生のもっとも活力に満ちた時期のひとつでしかない。幸福は珍しいものになるわけではないが、この時期にはいっそうもろくなる。もっと年若い女性には何でもなかった健康問題が、より深刻な結果を与えるからだ。このため、自分を甘やかすことが重要だ。「利己的」の積極的な形を知らなくてはならない。それは自己陶酔ではなく、必要な慰めで、肉体の限界に対して、もっと精密で冷静な注意を払うことだ。五〇歳を過ぎると、たいていの女性は本当に何が好きかはっきり認識するという幸運に恵まれる。人生において、そうしたものに精神を集中し、簡素化によって人生を向上させ、手放すべきものに対して現実的になる時期なのである。いくつかの面で、自己否定のせいではなく、もっと分別を持ったせいでノーと言うことを学ぶべきときだ。気楽にかまえよう。だからといって、残りの人生をスエットスーツで過ごそうと言っているのではない。服装に無頓着な態度を卒業し、優雅な身だしなみに気を使うべき時期なのだ。

この時期は喜びにあふれる可能性もあるが、優雅に年齢を重ねていくには、賢明にも断念するべきものもある。現在の社会ではそれは簡単なことではなく、つちかってきた自意識をそっくり捨てることになるだろう。加齢はどんな女性にとっても危機だが、上手に年をとる人はそれを自然体で受け入れる。若さを悼むこともきわめて自然だが、ハムレットのようにあまりにも長いあいだ嘆くことはない。受容は、人生がすばらしく続いていくと認識したことへのごほうびなのだ。

上手に調整された精神があれば、過去（後悔と喪失）や未来（もはや先が見えている）についてくだくだと話すことはなくなる。また、正しい食事のために利用した精神と呼吸の訓練は、この瞬間を正しく生きることに集中させてくれる。この時期は、一度に一日ずつとらえなくてはならない。毎日がボーナスなのだ。自分の年齢を受け入れると、残りの時間が贈り物になる。幸福（その貴重なものを若者はしばしばだいなしにする）を浪費するような時間を賢く拒否すること、寛容とともに生まれる心の平安、世間に対する忍耐、もはやあまり怒りを覚えないこと、そうした態度が大切だ。正しく生きていれば、敵に思えていたかもしれない時間は幻想のように感じられるだろう。

肉体的に最悪の敵は、年輩の女性が若い女性のように着飾ろうとすることだろう。ミニスカート、ビキニ、濃い化粧。フランスでも耳にしないことはない。上手に年をとった女性は、それを見せびらかしたいという誘惑の餌食になってしまうからだ。だが、七〇歳の女性がどんなにすばらしい脚をしていようとも、市場で短パンをはいていたらちっともすてきではない。控えめがふさわしい年齢になると、そういう服装では年齢を隠すことがいっそうむずかしくなる。この時期は、自然でいることが加齢への最高の復讐だ。美容外科手術や真っ赤な頬紅は、素顔では美しくないと公言しているようなものだが、素顔こそ、フランス女性の神秘性の真髄だと言われているものなのだ。

フランス人は、ある程度の年齢の女性には独特の神秘性があることを正しく認識している。つまり、そうした年代の女性たちには尊敬も抱いているが、世慣れていて、どこか誘惑の匂いが感じられると考えているのだ。フランスのマスコミは、カトリーヌ・ドヌーヴとシャーロット・ランプリングのセクシーさを伝えることは得意だ。この点でフランスとアメリカのちがいは驚くべきことだ。ヨーロッパでは、男性はごく自然に、この年代の女性たちをすてきでセクシーだとさえ考えるし、そういう女性がレストランに入ってくるとふりかえって眺めることもしばしばある。彼女が一人で食事をしていたら、気の毒に思うよりも声をかけるだろう。ニューヨークではそういう光景は見られない。視線が向けられるのは、もっぱら喫煙している人に対してのようだ。

意識していれば、加齢は常識的な指示を与えてくれるだろう。だが、考慮すべき調整もいくつかある。

＊ずっと規則的な肉体的運動を続ければ、よりよいスタイルを保てるだろう。たとえ今、運動をしていなくても、始めるのに遅すぎるということはない。さらに、もう少し若いときだったら些細な改善に思えるかもしれないが、ちょっとした散歩は、

人生をより深く肯定する儀式であり、毎日、たのもしい達成感を得られるだろう。

＊食べ物の選択を見直し、さらにフルーツと野菜を好むようにしよう。季節には少なくとも一日に二度、特にベリー類を食べよう。肉は週に一度にして、魚を多めにする。卵はけっこうだが、一日に一個以上は食べない。レンズ豆、緑の野菜とサラダ、じゃがいも（マッシュポテトやフライドポテトは避ける）、玄米、もちろん、一日に一、二杯のワイン。ヨーグルトは熱心に食べ続けよう。

＊年をとった体はより早く満腹になるので、食事の量は自然に少なくなる。ときに、食べすぎではなく、食べる量が少なすぎて栄養不足になることもある。肉か魚を食べるときは、一一〇グラムから一七〇グラムで十分な栄養がとれるし、八五グラムぐらいでも十分だ。あなたの量の感覚を測定し直すために、小さな秤を使ってみよう。

午後のおやつを加えるのもいい考えだ。簡単なフランは、タンパク質とカルシウムの供給源になるだろう。実際、フランス人よりもフランス人らしくなろうとして、標準サイズの三皿の料理ではなく、もっと分量の少ない五皿を食べたいと思うかもしれない。老人の味覚は以前ほど鋭くないので、食べ物にもすぐ飽きてしまうのだ。しばしばあることだが、若い女性の食べ物を無理やり食べるよりも、もっと少量を食べるほうが理にかなっている。

＊どのぐらい消化できるかに注意しよう。重いデザートは昔ほどあなた向きではないかもしれない。特別なときのためにとっておき、少量を食べよう。

＊朝と夜に肌に潤滑剤を与えよう。手も忘れずに――洗うたびに水分を補給する（昔ながらのワセリンがいい。遺伝子組み換え原料を使ったとてつもなく高価なクリームは必要ない）。もうひとつのすばらしい工夫として、日々の食事に大さじ二杯のクルミオイルを加えよう。研究によれば、気分、血圧、心臓にいいそうだ。さらに炎症を抑える働きもある。プロヴァンスの親戚は、クルミとヘーゼルナッツのオイルを魔法の薬として頻繁に使っていたが、いつもサラダにちょっぴりだけ（高価なのだ）かけていた。まだ味わったことがなければ、ぜひ試してほしい。どちらもすばらしく斬新な香りがするはずだ。

*水、水、水！　くどくど繰り返しているのは承知しているが、八〇年も生きていると、脱水は生死の問題だ。母が九〇歳になったとき、医者は——残念ながらドクター・ミラクルではない、だが同じ主義の医師だ——母の年齢だと、ふたつの最大の危険は脱水と突然の体重減少だとわたしに念を押した。「喉は渇いていない」と言うのが年輩者の共通のせりふだが、医師の指示に従って、母は三時間おきにグラス一杯の水を飲んでいる。

補足　継続してバランスを保つために

体重管理は生活の一部

パリを訪ねるのが好きなニューヨークの友人レスリーと、セーヌ川のすぐそばにある、グラン・オーギュスタン通りの感じのいいレストランで最近、夕食をともにした。レスリーは自分の料理をつつきながら、わたしがすべてを平らげるのを見て、その午後のランチについて話してくれた。

彼女ともう一人のアメリカ人の友人はショッピングをしていて、最後にファッショナブルなフォーブル・サントノーレ通りに出ると、マティニョン通りにあるしゃれた小さなビストロでランチをとったのだった。いかにもパリ生まれの二人の女性が、きちんとした服装で隣のテーブルにすわっていた。レスリーの友人は言った。「見てて」二人がサラダとエビアンを注文して、あとは昼食のあいだじゅうゴロワーズを吸っているにちがいない、と友人は自信まんまんだった。

レスリーは友人の見当がはずれ、女性たちがどうやらノンスモーカーで、前菜とメイン料理、それにワインを注文したのでびっくりした。だが、フランス女性がデザートに小さいシュークリームまで注文したのには、アメリカ女性たちはまさに仰天したのだった。そのとき、レスリーたちは一品だけのランチの請求書を頼んでいた。「まったく、遺伝子のせいね」と彼女の友人は最後に苦々しげに言った。

いや、そうではない。あなたにはもうおわかりだろうが、美しく晴れた日にたっぷりした食事を意図的に楽しんでいたフランス女性は、その晩か翌日にする埋め合わせをしっかりと意識していたはずだ。それが人生だ。

食べ物を楽しんでも太らないことは、特別なDNAに恵まれていない大多数の人にも可能なことである。それどころか、カリフォルニアやテキサスやスウェーデンなどに比べて、生まれつき長身だったりやせている女性は、フランスではるかに少ない。フランス女性が太らない本当の理由は遺伝的なものではなく、文化的なことなのだ。もしもフランス人がアメリカの過激な食生活とダイエットに従ったら、フランスにおける肥満の問題はアメリカにおけるよりも、はるかにひどいことになったはずだ。比較的小柄な体型なので、大通りをずんぐりした人たちが歩くことになるだろう！

ワインやチーズを楽しみながらも、健康的な心臓を保っているという「フレンチ・パラドックス」が存在する。だが、他のすべてのパラドックスと同じように、その矛盾は、完璧に論理的な真実を覆い隠しているただの印象でしかない。フランス女性が太らないのは、食べ物のとり方に関して、何世紀にもわたる経験を無視するような、新しい考え方や現代的な理論を受け入れていないからなのだ。パンとチョコレートを食べたり、少々ワインを飲んだりしても、ほっそりとしているばかりか健康であることに、フランス女性はなんら矛盾を感じていない。だが、彼女たちは自分のバランスを保たねばならないこと、バランスが崩れたら、個人の好みにあわせて計画の修正を行わねばならないことは理解している。

ふつう、フランス人はバランスの崩れが手に負えなくなるまで放置しておかない。不摂生もたいてい二日程度で、それなら続く二日間で修正がきく。食べる喜びとその埋め合わせを週単位で計画しているなら、あまり大きくバランスを崩すとつらい。わたしの知っているアメリカ女性はちょっとしたつまずきで挫折しがちだ。「まあ、ダイエットに失敗したんだし、ちょっと休憩したいわ」論理の基本的な誤りである。わたしたちはみな人間だ。全員が道をはずれては戻ってくる。フランス女性もそうだ。ただ修正のやり方を他の人々よりもよく理解しているだけなのだ。

ときには、フランス女性でも、一週間の埋め合わせでは戻せないほど体重が増えてしまうことがある。さらに思春期、妊娠、閉経——すべてがよく知られたバランスを崩す要因だ。ちがいは、わたしたちの対応の仕方だ。アメリカで言う「ダイエット」は決してしないが、時間をかけて小さな変更を継続的に行っていく。そうすれば、余分な体重が減ったとき努力が楽に思えるばかりか、その結果が維持される可能性がはるかに大きい。アメリカ人がフランス人の食生活の考え方を少しでもとりいれたら、体重管理は恐怖や嫌悪ではなくなり、本来は生活の技術の一部だということがわかるだろう。

正直にいうと、生まれてからずっと太っているフランス女性も一人、二人知っている。家族ぐるみのすばらしい友人イヴォンヌは、わたしの知っている誰よりも食べ物とワインに大きな喜びを見出す女性だ。彼女と食事をともにするのは、想像しただけで、そして実際にも、すばらしくわくわくした。彼女が一〇年前に八四歳で亡くなるまで、何度となくそういう経験をしたものだ。

イヴォンヌは自分がほっそりしていないことを承知していたが、その体型は自己管理ができないせいではなかった。特に八〇歳を過ぎてからは、食べ物とお酒からはかりしれない喜びや活力を得られると知ったので、典型的な調整をしようとは、これっぽっちも考えなかったのである。常に体重が増えていたわけではない。彼女の自由意志で設定したバランスが、たいていの女性よりもはるかに高かっただけだ。イヴォンヌは自分の人生の毎日を愛していた。肉体においては珍しかったが、精神においては誰よりもフランス人らしかったのだ。

この本に対するわたしの戦略もまた、弁解の余地がないほどフランス人的だ。エッセイでもあり、啓蒙書でもある。わたしはフランス女性がわずかな例外はあっても、どうして太らないかという秘密を読者に少しずつ明らかにしようとしてきた。ダイエットの本とはちがい、この本を開いても、色で分類した図表――A、B、C、Dをしなさい――があって、すぐにダイエットにとりかかれるわけではない。実は、そこがポイントなのだ。

たとえば『ボヴァリー夫人』を速読して、あらすじ、登場人物、舞台を理解することはできるが、その本のテーマを真に理解するには、物語にどっぷりと浸らなくてはならない。一生役に立つプログラムを作ることは、簡単にできることではない。生き方を変えるには、とても時間がかかるが、いざ定着すれば永久に役に立つだろう。

思想全体をひと組の控えめな主張に要約したり、縮めたりすることは、フランス人の感性とは相反するものだ。生きることを本気で設計するのは、部分部分を要約する以上のことだからだ。でも、わたしはアメリカ人でもあるし、最高経営責任者で、プレゼンテーション用ソフトに慣れ親しんでいる。おまけに、自ら分析批評せずに、この本をフランス流だと呼べるだろうか？　そこで、フランス女性の特徴について以下のことを述べておきたいと思う。

＊食べて悪いものではなく、食べていいものについて考える。

＊より多くの種類を、より少なく食べる。

＊たくさんの野菜とフルーツを食べる。

＊パンが好きで、炭水化物のない人生など考えていない。

＊「脂肪ゼロ」や「糖分ゼロ」など、人工的に自然の風味が奪われたものは口にしない。本物を適量食べる。

＊チョコレートが、特にダークで少しビターな、ナッツの香りがするシルクのような舌触りのものが好きだ。

*五感を使って食べるので、少量でももっと量が多いように感じる。

*食べ物、飲み物、運動のバランスを週単位で考えている。

*逸脱はするが、これは回り道にすぎず行き止まりではないと信じて、常にまた戻ってくる。

*めったに体重を測らない。手、目、服で体型を確かめるほうが好きだからだ。「ジッパー・シンドローム」である。

*一日に三食食べる。

*しじゅう何かをつまみ食いすることはない。

*決してとことん空腹にはならないようにしている。

*満腹にもならない。

*自分の味覚も子供の味覚も、幼いときから訓練している。

*食事のときの儀式を大切にし、立ったまま、あるいは歩きながら食べることは決してない。テレビの前で食べることもない。

*あまりテレビを見ない。

*旬のものを食べ、料理する。旬のものは最高の味で値段も安い。たくさん出回っているから品質が悪いわけではないことを知っているのだ。

＊新しい味を見つけるのが好きで、見慣れた料理を新鮮なものにするために、常にハーブ、スパイス、レモン汁を利用している。

＊自分が口にするものが冷たすぎたり熱すぎたりすることを避ける。室温で熟して香りが強くなっているフルーツや野菜を食べ、水も室温で飲むほうを好む。

＊強い酒は好まない。

＊ワインを定期的に飲んでいるが、食事といっしょに、一杯だけ（あるいは二杯）だ。

＊食前酒として、あるいは食べ物といっしょにシャンパンを好んで飲む。ボトルを開けるのに、特別な場合である必要はない。

＊一日じゅう水を飲んでいる。

＊自分なりの贅沢とその代償を心得ている。つけ加える場合も、差し引く場合も、些細な積み重ねが重要であること、そして大人として、誰もが自分のバランスを保つべきことを認識している。

＊市場に行くことを楽しむ。

＊前もって食事の計画を立て、自宅でもメニューの形で考える。

＊外食も家での食事もセクシーだと考えている。

＊自宅でもてなすのが好きだ。

*食べ物の盛りつけをとても気にする。相手の目にどう映るかが重要なのだ。

*行けるところにはどこにでも歩いていく。

*可能な限り階段を使う。

*ゴミを出しに行くときにもちゃんと身仕度を整える（何があるかわからない）。頑固な個人主義で、大勢に流されない。

*おしゃれが大好きだ。

*すばらしいヘアカット、一本のシャンパン、うっとりするような香水で幸せになれることを知っている。

*恋をするとやせることを知っている。

*ちっぽけな喜びのために過剰な努力をすることは嫌がる。

*笑うことが大好きだ。

*喜びのために食べる。

*過激なダイエットはしない。

*フランス女性は太らない。

結局、フランス女性は、慣性で行動しているのだ。少々の常識と、自分の必要性、能力、弱点——そして喜びをふまえて実践できないような、フランス女性の秘訣や習慣はひとつもない。

さて、これがいちばんむずかしい挑戦である。今週食べたものをひとつ残らず書きだしてみよう。自分に「覚えてるわ、書く必要はない」と言い訳しないように。手を抜いては前に進めない。定期的にペンをとって紙に書くというささやかな一歩を踏みだし、自分が体の中に入れているものを知るようになれば、すでに正しい道を進みはじめているのだ。

勇気《ボン・クラージュ》を出そう。幸運《ボン・シャース》を祈る。そして、おいしく食べよう《ボナペティ》。

付録

簡単に作れる
ヘルシー・
フレンチ・レシピ

煮汁を2 ～ 3時間ごとに一度に1カップずつ飲む（温め直すか、室温で味わう）。食事のとき、あるいは空腹のときは、ポロネギをそのまま、一度に100 ～150gずつ食べる。エクストラヴァージン・オリーヴオイルとレモン汁を数滴ふりかけ、控えめに塩、コショウをする。好みでパセリのみじん切りを加えてもいい。

これが日曜のディナーまでの2日間の栄養になる。ディナーには小さな肉か魚（110 ～170g）を2種類の野菜といっしょにバター少々かオリーヴオイルをふりかけて蒸したものと、フルーツをひと切れ食べてよい。

ポロネギの甘い味と繊細な舌触りが嫌いな人は気の毒である。最終的には、それが好きになるはずだ。しかし、好物でなければ、香りのいい栄養のある他の材料の中にポロネギをまぎれこませるという工夫をしてみよう。ミモザスープ（P.245）として知られているプロヴァンス版の方が口にあう方もいるだろう。

魔法のポロネギのスープ

MAGICAL LEEK SOUP

材料 [1人分の週末2日分]

・リーキ（ポロネギ）……1kg

作り方

1 ポロネギは緑の部分をわずかに残しておく。

2 ポロネギを大鍋に入れて、かぶるぐらいの水を入れて蓋をし、火にかける。沸騰したら、蓋をとって20 ～ 30分間煮る。煮汁は鍋からあけて、とっておく。ポロネギをボウルに入れる。

作り方

1　すべての野菜を乱切りにし、カリフラワーとパセリ以外を鍋に入れる。材料がかぶるぐらいの水を入れて蓋をして火にかけ、沸騰したら蓋をとって40分間弱火で煮る。カリフラワーを加えてさらに15分間煮る。

2　**1**で煮たすべての野菜をフードプロセッサーなどでピューレ状にする。

3　ボウルにスープをよそい、パセリと刻んだ固ゆで卵を散らす。

ポロネギのスープと同じように飲み、日曜のディナーも同様のものを食べる。ポロネギのスープほど液状ではなくて魔法の力も劣るが、それでもこのスープは効果があり、もうひとつのおいしい選択肢である。

ミモザスープ

MIMOSA SOUP

材料［10人分］

・レタス……1個
・人参……225g
・セルリアック（根セロリ）……225g
・カブ……225g
・ポロネギ……225g
・カリフラワー……225g
・刻んだパセリ……120g
・刻んだ固ゆで卵……2個

作り方

1 りんごは皮をむいて芯をとり、４等分する。それぞれを3枚にスライスし、レモン汁をふりかける。キャベツの葉の上にりんごのスライスを3枚ずつ並べる。

2 砂糖とシナモンを混ぜ、ほとんどをりんごのスライスの上にふりかける（バターの上にかける分は残しておく）。バターの小さな塊を散らし、残りのシナモンと砂糖をふりかける。135度のオーヴンで15分焼く。温かいうち、または室温で出す。

キャベツの葉は食べる必要はないが、食べてもかまわない。葉を使うのは見栄えのためで、タルトの味には関係ないからだ。そして、ダイエットを始めて3カ月たてば、パリパリしたパイ皮のついた本物のタルトに戻ってもかまわないだろう。

パイ皮なしのアップルタルト

APPLE TART WITHOUT PASTRY

　パイ皮なしのアップルパイまたはタルトのレシピはあまり甘くない――カロリーが少ない――。だが、ペストリー店、デリ、あるいはスーパーマーケットで買うものよりも栄養に富んでいる。

材料［4人分］

・中くらいの大きさのりんご……4個
・レモン汁……大さじ2
・キャベツの葉……4枚
・砂糖……大さじ1
・シナモン……小さじ½
・バター……少量

作り方

1 小麦粉、塩、砂糖をフードプロセッサーで撹拌する。

2 冷やしたバターを小さく刻み、**1**に加える。さらに水を加えて、15秒撹拌する。粉が乾燥気味なら、水をさらに少量ずつ加える。生地はただ混ぜあわせるだけでいい。こねないように。

3 ワックスペーパーに**2**を包み、4時間からひと晩冷蔵庫で寝かす。

4 オーヴンを200度に予熱する。生地を綿棒で延ばし広げて、直径22.5センチ、深さ5センチのパイ皿に敷く。生地の底全体にフォークで穴を開ける。パイ皿にアルミホイルをかぶせ、パイ用の重石か乾燥した豆をのせて生地を押さえ、予熱したオーヴンで10分間焼く。オーヴンからとりだして、ホイルと重石をはずす。

5 オーヴンの温度を230度に上げる。ヘーゼルナッツ、50gの顆粒状のブラウンシュガー、バターを混ぜてフィリングを用意する。ペースト状にして、フォークの背かスパチュラで半分焼き上がった生地の中に延ばすようにして入れ、10分間焼く。

6 卵、黄身、カボチャスープ、小麦粉、130gの顆粒状のブラウンシュガー、スパイス、塩、ヘビークリームを混ぜあわせる。それを生地の中に注ぎこむ。オーヴンの温度を170度に下げて45分間焼く。

7 室温または冷やして出す。好みで、甘みを加えていないホイップクリーム(パイ全体で1カップ)を添える。

＊注意　パイは冷蔵庫で数日間保存できる。必ず食べる数分前にとりだすように。

ヘーゼルナッツ入りパンプキンパイ

PUMPKIN PIE WITH HAZELNUTS

材料［10人分］

パイ皮

・ふるっていない小麦粉……100g

・塩……少々

・砂糖……大さじ1¼

・冷やしたバター……110g

・冷水……大さじ1½

フィリング

・すりつぶしたヘーゼルナッツ……30g

・顆粒状のブラウンシュガー……50g

・やわらかくしたバター……30g

・全卵……2個

・卵の黄身……1個分

・甘みをつけていない缶入りのカボチャスープ……1¼カップ
（有機野菜を使った添加物なしのものが望ましい）

・小麦粉……大さじ1

・顆粒状のブラウンシュガー……130g

・シナモン……小さじ¼

・すりつぶしたクローヴ……小さじ¼

・塩……小さじ½

・ヘビークリーム（乳脂肪分36パーセント以上のクリーム）
……1¼カップ

材料［4人分］

・プラム……12個

・レモン汁……大さじ1

・砂糖……大さじ1

・シナモン……小さじ¼

・バター……5g

作り方

1 プラムを洗い、4つ割りにする。レモン汁をふりかけ、10分間マリネする。

2 砂糖にシナモンを混ぜる。テフロン加工のフライパンでバターを温めて溶かし、**1**のプラムを加える。混ぜておいた砂糖とシナモンをふりかける。

3 弱火でやわらかくなるまで煮る。ただし煮くずれしないように（少々固めが望ましい）。室温で、好みによってアイスクリームを添えて出す。

生地なしのプラム・クラフティ

PLUM CLAFOUTIS WITHOUT BATTER

古典的なクラフティ（フルーツ・タルト）は生地があるので、当然もっと濃厚な味である。しかし、ドクター・ミラクルから学んだように、きちんと風味をつければ、生地のないクラフティははるかに少ないカロリーで贅沢な気分にしてくれる。控えめな量のアイスクリームを添えてもいいだろう。料理が重かったときや、食事にフルーツの栄養素と繊維質を加えたいときに、しばしばこのデザートを用意している。さらに、十分に熟していないプラムでも問題ないという利点がある——ちょっと煮て、砂糖を少々加えると、まったくちがったものになるのだ。チェリー、りんご、洋梨、イチジクでも代用できる。

材料［4人分］

・グリーンサラダ用の葉もの……1人あたり1カップ

・洗ってスライスした大きめのトマト……4個

ドレッシング

・みじん切りのエシャロット……大さじ2

・マスタード……小さじ1

・酢……大さじ2

・オリーヴオイル……大さじ6

・新鮮な山羊のチーズ……200g

・塩と挽きたてのコショウ……適宜

・みじん切りのパセリ（またはバジル）……大さじ4
（みじん切りは使う直前にすること!）

作り方

1 人数分の皿にグリーンサラダを盛る。てっぺんにスライスしたトマトをのせ、塩をふる。

2 ドレッシングの材料を乳化するまで撹拌する。

3 山羊のチーズを小さく切って、**1**のトマトのスライスの上に散らす。

4 塩とコショウで風味をつけたドレッシングをかける。みじん切りのパセリを散らす。パンひと切れといっしょに出す。

山羊のチーズ入りトマトサラダ
TOMATO SALAD WITH GOAT'S CHEESE

フランスでも1年じゅうトマトを見かけるが、6月から9月にかけてとれる旬のものとは同じではない。夏には、わたしの家族は完全な風味を味わえるように、さまざまな生の料理法で、少なくとも週に2度、たいてい3、4度はトマトを食べていた。このレシピでは、少々チーズを加えることで、よりお腹にたまる料理になる。すなわち、そのあとの肉か魚の量を減らすか、なくすかできるということだ。わたしたちはいつも地元の農場から新鮮な山羊のチーズを入手していたが、イタリアのようにモッツァレラチーズ、あるいはギリシャのようにフェタチーズを使ってもかまわない。

ラムチョップのグリル

GRILLED SPRING LAMB CHOPS

材料［4人分］

・ラムチョップ……8本
・オリーヴオイル……大さじ4
・ディジョン・マスタード……大さじ1
・中くらいのエシャロット……4本
・生のミント……30g
・塩と挽きたてのコショウ……適宜

作り方

1 ラムチョップを焼き皿に並べる。

2 オリーヴオイル、マスタード、エシャロット、ミントをフードプロセッサーにかけ、ほどほどの粗さのペースト状になるまで攪拌する。ラムチョップの両面にそのペーストを塗りつけ、塩とコショウをふり、室温で30分ほどマリネする。

3 チョップの両面を3分ずつ、ミディアムレアになるように直火、またはグリルで焼く。すぐに食卓に出す。

サーモン・ア・リュニラテラル
（片側だけを焼いたサケ）
SAUMON À L'UNILATÉRAL

材料 [4人分]

・120g程度の天然サーモン……4切れ
・搾りたてのレモン汁……大さじ1
・粗塩……小さじ½

作り方

1 テフロン加工のフライパンを温める。油をひかず、サーモンを皮を下にしてフライパンに入れ、レモン汁をサーモンにふりかけて塩を加え、中火で皮がパリパリになるまで6分焼く（中心にわずかにピンク色が残る程度の焼き方だと、自然の味わいを逃すことがない）。

2 すぐにフライパンからとりだす。好みでエクストラヴァージン・オリーヴオイルとタイム少々で風味をつける。

サーモンがないときは、別のものでかまわない。毎週末、わたしはユニオン・スクエアの市場の鮮魚店を訪れ、水揚げされてわずか数時間しかたっていないガンギエイかマグロを買う。おいしい魚は世界でいちばん料理するのが簡単なのだ。

作り方

1　アスパラガスの固い根元を切り落とす（3～4センチほど）。アスパラガスの皮をむく。塩を入れた湯で5分アスパラガスをゆでる。水を切り、さます。5～6センチの長さに切る。

2　ベーコンをテフロン加工のフライパンで油をひかず、カリカリになるまでいためる。ペーパータオルの上にとりだして油を切る。

3　卵、牛乳、ヘビークリームと、チャービルの半量を混ぜる。塩、コショウで味をととのえる。オーヴンを180度に予熱する。材料を混ぜた卵液を直径22.5センチのパイ皿に深さ5センチほど注ぐ。アスパラガスとベーコンを散らす。15～20分ぐらい、卵液が固まって表面が乾かない程度に焼く。残りのチャービルを飾って、すぐに食卓に出す。

＊注意　ベーコンを使いたくなければ、缶入りまたは生のカニに代えてもいいだろう。パセリまたはチャイブを、チャービルの代わりに使用してもいい。

アスパラガスのフラン

ASPARAGUS FLAN

材料［4人分］

・アスパラガス……16本
・塩……適宜
・粗く切ったベーコン……120g
・卵……8個
・牛乳……2½カップ
・ヘビークリーム（P.249参照）……1¼カップ
・みじん切りにした生のチャービル……8本
・塩と挽きたてのコショウ……適宜

カリフラワーのグラタン

CAULIFLOWER GRATIN

材料 [4人分]

・カリフラワー……中玉1個
・牛乳……2½カップ
・塩……小さじ½
・卵……1個
・粉チーズ……50g（グリュイエールチーズ、スイスチーズ、ヤールスバーグチーズ、コンテチーズ、パルメザンチーズ、ペコリーノチーズ、あるいはこのうちの2種類を混ぜたもの）
・バター……15g
・塩と挽きたてのコショウ……適宜

作り方

1 カリフラワーは小房にわけて、牛乳と小さじ½の塩でやわらかくなるまで煮る（10～15分）。牛乳は⅓カップ分だけ残して、残りを捨てる。

2 薄くバターを塗った焼き皿に煮たカリフラワーを並べる。卵ととっておいた牛乳を泡立てる。チーズを加え、カリフラワーにかける。塩、コショウして、バターをところどころに散らす。

3 表面が茶色くなり泡立つまで焼く。熱いうちに出す。

チキンのグリル、ローズマリー風味

GRILLED CHICKEN WITH ROSEMARY

材料 [4人分]

・皮と骨のついたチキンの胸肉……4枚
・レモン汁……1個分
・オリーヴオイル……大さじ4
・細かく刻んだニンニク……4片分
・生のローズマリーの葉……適宜
・塩と挽きたてのコショウ……適宜

作り方

1 皮を上にしてチキンの胸肉を焼き皿に並べる。レモン汁、オリーヴオイル、ニンニク、ローズマリーを混ぜあわせたものを、チキンにかける。塩、コショウする(朝の5分間でもできる)。ラップして、最低2時間、冷蔵庫でマリネする。

2 チキンを室温に戻してから、皮を上にして15分グリルして、次に皮を下にして20分グリルする。

作り方

1 桃を洗い、そっと水気をふきとり、半分に切り、支と種をとり除く。半分に切った桃を焼き皿に並べる。オリーヴオイル、ハチミツ、ヴァニラエッセンスを混ぜて、桃にかける。レモンタイムを散らす。一度ひっくり返して、まんべんなくオリーヴオイルをかけ、20分間マリネする。

2 1でマリネした桃をバーベキューコンロで両面を2 ～ 3分ずつ焼く。やわらかくなるまで焼くが、果肉がぐしゃぐしゃにならないように。好みでヴァニラアイスクリーム少々を添えて、すぐに食卓に出す。

桃のグリル、レモンタイム風味

GRILLED PEACHES
WITH LEMON THYME

桃はとても繊細なフルーツなので、生で食べるために傷ひとつない品を見つけるのはむずかしい――旬の季節でも。だがこのデザートの場合は、気にしなくていい。煮ることでやわらかくなり、果汁と香りが出てくるので、固いものでもかまわない。

材料 [4人分]

・桃……4個
・オリーヴオイル……大さじ2
・ハチミツ……小さじ1
・ヴァニラエッセンス……小さじ¼
・粗みじんにしたレモンタイム……4本

作り方

1 すべてのハーブを洗って細かく刻み、エシャロット、唐辛子、カイエンペッパーを混ぜる。オリーヴオイルをテフロン加工のフライパンで熱し、ハーブを混ぜあわせたものを入れて、常にかき回しながら1分いためる。フライパンを火からおろして、そのまま置いておく。

2 卵と水を混ぜあわせ、**1**と塩、コショウを加える。バターをフライパンに溶かし、ハーブ入りの卵を流しこむ。オムレツの形ができはじめるまでかき回し、チーズを入れる。3～4分焼いて、熱々で、あるいは粗熱をとった状態で食卓に出す。

ミックスハーブとリコッタチーズのオムレツ

EGG OMELETTE WITH MIXED HERBS AND RICOTTA CHEESE

これはすばらしい週末の朝食である。とりわけお客さまが泊まっているときにぴったりだ。果物とパンに先んじるメイン料理になるし、すわる直前に調理して、さまざまなパン（全粒粉、多種穀類、サワードゥーのパンは、ハーブと甘酸っぱい香りに相性のいい組み合わせである）といっしょに食卓に出せる。

材料 ［4人分］

- 生のパセリ、チャイブ、チャービル、コリアンダー……それぞれ大さじ2
- みじん切りにしたエシャロット……1本分
- 唐辛子……小さじ1
- カイエンペッパー……少々
- オリーヴオイル……大さじ1
- 卵……10個
- 水……大さじ2
- 塩と挽きたてのコショウ……適宜
- バター……15g
- リコッタチーズまたはマスカルポーネチーズ……60g

作り方

1 魚の切り身が隠れて、さらに周囲に5センチの余裕をもたせた大きさに、パーチメント紙（またはアルミホイル）を四角く8枚切る。紙の四隅にオリーヴオイルを軽く塗る。オーヴンを180度に予熱する。

2 オヒョウを四角い紙の中央に置き、シャンパンを垂らす。タイム2本、レモンスライス2枚、パセリ2本、フェンネル小さじ½をそれぞれの魚にのせる。塩、コショウで味をととのえる。

3 残りの魚も同様にパーチメント紙にのせ、包みこむように四隅をたたむ。ただ四隅を二度折り返しておくだけで、包みを密閉できる。ベーキングシートに紙包みをのせ、予熱したオーヴンで10～15分焼く。

4 それぞれの紙包みを皿にのせて出す。お客さまに包みを開けさせ、魚の上の汁をスプーンですくって飲んでもらおう。ほら――味だけではなくドラマが生まれる!

＊注意　シャンパンの代わりにドライな白ワイン、あるいはベルモットでもかまわない。

オヒョウの紙包み焼き

HALIBUT EN PAPILLOTTE

これもまた前もって用意しておけて、お客さまが前菜を楽しんでいるあいだにオーヴンに入れられる簡単な料理である。オヒョウをヒラメ、アンコウ、サーモン、タラ、太刀魚、カレイなどの白身魚に代えてもかまわない。調理時間はヒラメのように薄い魚だと短くなり、太刀魚のように肉厚の魚だと長くなる。

材料［4人分］

・オリーヴオイル……小さじ2
・120g程度のオヒョウの切り身……4切れ
・シャンパン……½カップ
・生のタイム……8本
・レモンスライス……8枚
・パセリ……8本
・フェンネル……小さじ2
・塩と挽きたてのコショウ……適宜

ブルーベリー・ベビー・スムージー
BLUEBERRY BABY SMOOTHIE

このとても健康的な飲み物は、とりわけ抗酸化物質に富み、使い道が多い。昼食、おやつ、朝食の中心にもなるし、クッキーや温かいマフィンなどのデザートにあわせてもいい。以下のレシピは、現代的なスムージーを昔風にアレンジしたもので（この世にまったく新しきものなし）、ちょっとした刺激的な風味を加えている。

材料［4人分］

・冷凍したブルーベリー……350g
・レモン汁……大さじ2
・ハチミツ……大さじ2
・低脂肪牛乳……3¼カップ
・カルダモン……少々

作り方

1　使用する30分前にブルーベリーを冷凍庫からとりだしておく。

2　ブルーベリーをレモン汁、ハチミツ、低脂肪牛乳といっしょにフードプロセッサーにかける。飲む直前にカルダモンを散らす。

シナモン風味の洋梨のコンポート

COOKED PEARS WITH CINNAMON

材料［4人分］

・洋梨……4個

・レモン汁……1個分

・砂糖大さじ1にシナモン小さじ¼を混ぜたもの

・水……大さじ2（洋梨ブランディーまたは酒精強化ワイン、ミュスカ・ド・ボーム・ド・ヴニーズでもよい）

作り方

1 洋梨の皮をむき、4つ割りにして、薄くスライスして、1枚ずつ直径15センチのソースパンに並べていく。1個分の洋梨のスライスを並べ終えたら、レモン汁をふりかけ、砂糖とシナモンをスライスの上にかける。同様にして4個分の洋梨を並べ終えたら、水を加え、残りのレモン汁と砂糖とシナモンを加える。

2 沸騰するまで中火で煮る。蓋をして、洋梨がやわらかくなり崩れない程度にまでさらにとろ火で煮る。やや温かい状態で出す（わたしはエドワードと2人だけのときによくこのデザートを4人分作り、半分は冷蔵庫に入れておく。2日後、ディナーを作っているあいだに冷蔵庫からとりだしておいて、ビスコット、あるいは小さじ1のマスカルポーネチーズを添えて室温で出す）。

洋梨のコンポート

POACHED PEARS

材料［4人分］

・酒精強化ワイン、ミュスカ・ド・ボーム・ド・ヴニーズ
……2½カップ
・砂糖……100g
・レモン汁……大さじ2
・洋梨……4個（皮をむき、芯をくりぬき、半分に切る）
・ヴァニラアイスクリーム……4スクープ

作り方

1 大きなソースパンにワインと砂糖を入れて沸騰させる。火を弱めて、5分ほどぐつぐつ煮る。

2 レモン汁と洋梨を加える。とろ火から中火で10分間煮る。さまして、冷蔵庫に入れる。

3 室温に戻してから食卓に出す。それぞれの皿にヴァニラアイスクリームを1スクープずつ添える。

さらに贅沢に味わうためには、溶かしたダークチョコレートのソースの上に洋梨を盛りつけてみよう。

ルイーズおばあちゃまの
すりおろしりんご入りオートミール
GRANDMA LOUISE'S OATMEAL
WITH GRATED APPLE

材料

・オートミール……100g
・水……3カップ
・塩……少々
・中くらいのりんご……1個（粗くすりおろす）
・レモン汁……小さじ½
・牛乳……⅓カップ
・バター……少々

作り方

1 オートミール、水、塩を中くらいのソースパンに入れて、沸騰させる。

2 すりおろしたりんごとレモン汁を加え、ときどきかき回す。

3 牛乳とバターを加える。よくかき混ぜて、1分間煮る。ただちに食卓に出す。ブラウンシュガーかメイプルシロップを少々添えてもいいだろう。

作り方

1 焼いたあと盛りつけたときに見栄えがいいように、パイナップルのスライスに十文字の飾り包丁を入れる。パイナップルがキャラメル色になるまで直火であぶる（焦がさないように気をつける）。

2 小さなソースパンで、レモン汁とハチミツを2～3分沸騰させる。さまして、コショウで風味をつけ、パイナップルのスライスにかける。このままか、または好みでアイスクリームを少し添えてもいい。

＊注意　週末の昼食で、たっぷりしたミックスサラダのあとにこのデザートを出すなら、アイスクリームを新鮮な山羊のチーズかリコッタチーズに変えてもいい。甘さとジューシーさとぴりっとしたコショウが渾然一体となった風味は味わえないが、コショウの味がもっと前面に出て、チーズとパイナップルの組み合わせは目が覚めるほど新鮮だ。

パイナップルのグリル

GRILLED PINEAPPLE

材料［4人分］

・4センチほどの厚さに切ったパイナップル……4切れ
（新鮮で熟したもの）
・レモン汁……2個分
・ハチミツ……小さじ2
・挽きたてのコショウ……少々

作り方

1 じゃがいもは洗って皮をむき、適当にスライスする。小さな鍋に入れ、かぶるぐらいの水を入れる。4つ割りのタマネギ、ニンニク、塩、コショウを加える。沸騰したら火を弱めて、やわらかくなるまで煮る(10分ほど)。水を切っておく。

2 トマト以外の残りの野菜をスライスするかさいの目に切る。15リットル入る大鍋にバターを溶かし、野菜を入れ、ずっとかき回しながら野菜の水気を飛ばす(5分)。この手順によって、生野菜の強烈な香りを抑えることができる。

3 **2**にトマトと**1**のじゃがいも、タマネギ、ニンニクを加え、水をかぶるぐらい入れる。パセリ、タイム、ローリエを加え、すべての野菜がやわらかくなるまで煮る。ローリエをとり除く。野菜をひきあげ、野菜を煮たスープはとっておく。

4 ひきあげた野菜をフードプロセッサーでピューレ状にする。そのピューレをとっておいたスープで好みの濃さまで薄める(あまり水っぽかったり、濃厚すぎたりしないように)。

5 味をととのえ、好みのハーブを加える。

仕上げのオプション→P.274

おふくろ風野菜スープ

SOUPE AUX LÉGUMES DE MAMAN

野菜スープには、1ダースぐらいのバリエーションがある。母はいつも木曜日の昼食に野菜スープを作った。ポテトパンケーキ（家族の女性のために）とアップルパンケーキ（こちらは男性が好んだ）といっしょにスープを出していた。伯母やいとこによれば、母のスープは「最高」らしい。それは最後の仕上げのせいである。

材料 [8 ～ 12人分]

- じゃがいも……2個
- タマネギ……1個（皮をむき、4つ割りにする）
- ニンニク……2片（皮をむく）
- 塩と挽きたてのコショウ……適宜
- ポロネギ……4本（白い部分とやわらかな緑の部分）
- 小さめのキャベツ……½個
- セロリの茎……3本
- カブ……2個
- 人参……4本
- バター……60g
- 缶入りトマト（ホールか刻んだもの）……500g
- パセリ……2本
- 生のタイム……2本
- ローリエ……2枚

(おふくろ風野菜スープ)仕上げのオプション

・タマネギ……1個(皮をむいて、薄くスライスする)
・バター……15g
・生クリーム……大さじ4
・ナツメグ……少々
・塩と挽きたてのコショウ……適宜

スープを沸騰させる。バターをフライパンに入れて、スライスしたタマネギを揚げ焼きし、スープに加える。生クリーム、ナツメグを加え、塩で味をととのえる。コショウを加えて、ただちに食卓に出す。

他の選択肢として、野菜をピューレ状にする前に、2カップだけとりよけておき、出す直前にそれをスープに加える。「歯ごたえのある」野菜はなめらかなスープをきわだたせ、もっとゆっくり食べることになり、その結果、少量でも満足できる。これは夜用のバージョンである。なめらかな昼食用のスープには、母手作りのパンケーキがとりあわされたものだ。

他のスパイスを使ってみてもいい。クローヴ、クミン、ターメリックを試してみよう。

2度目に出すとき、母は仕上げの前にとりよけておいたスープ半分に、少量の油でソテーしたソーセージを加えて2日後に出した。こんなふうにすれば、お腹がいっぱいになり、栄養のある晩の食事をわずか15分で作ることができる。

レンズ豆のスープ

LENTIL SOUP

材料 [4人分]

・レンズ豆……300g
・ポロネギ……100g(白い部分のみ、洗ってみじん切りにする)
・セロリ……100g(洗ってみじん切りにする)
・人参……100g(洗ってみじん切りにする)
・クローブを刺したタマネギ……1個
・ローリエ……1枚
・塩と挽きたてのコショウ……適宜
・ストラスブール・ソーセージ(高品質の太いソーセージ)……4本
・バター……30g
・小麦粉……大さじ2

作り方

1 深鍋にレンズ豆と3リットルの水を入れ、沸騰させる。

2 すべての野菜と香辛料を入れて1時間煮る。

3 煮込み時間が最後に近づいたら、ソーセージを厚めに切って、バター半量でソテーし、スープに加える。残りのバターを溶かして小麦粉を加え、スープに入れてとろみをつける。食卓に出す前に、塩、コショウで味をととのえる。

ぱいになるまで繰り返し並べていく。ニンニクを加え、パセリの枝を野菜の重なりのあいだに刺す。塩、コショウをふる。

3 蓋をして、とろ火で野菜が柔らかくなるまで、およそ2時間〜2時間半煮る。

4 さまして、20分後に出す。スープボウルを使う。この段階では、ラタトゥイユは野菜から出た水分のせいで、シチューというよりもスープに近いからだ。味をととのえ、エクストラヴァージン・オリーヴオイルをふりかけ、直前にみじん切りにしたパセリかバジル、または両方をたっぷりとふりかける。

●第2段階では、残り物をチキンか肉のつけあわせとして使う。

1 オリーヴオイル大さじ2を熱し、残ったラタトゥイユから拾いだした野菜を入れる(残りのスープはあとで温め直して飲む)。

2 弱火から中火で野菜が煮詰まるまで火を入れる。

3 好みで、おろしチーズ50gを加える——コンテチーズ、パルメザンチーズ、あるいは好きなものを何でも。

●第3段階は、第2段階のラタトゥイユをピザのトッピングとして利用する。すてきな昼食、あるいは前菜になる。

1 ピザ生地を用意する。

2 残ったラタトゥイユ(チーズを入れていない分)に卵を入れる。

3 野菜と卵の混合物をピザ生地の上にトッピングとして広げる。

4 おろしたてのパルメザンチーズを少々加え、焼く。

ラタトゥイユ
RATATOUILLE

母から教わったこの料理を、わたしはいまだに夏に作っている。この料理に使う野菜がいちばんおいしい季節だからだ。ほとんど脂肪分がないのに、野菜から出たエキスのおかげで、濃厚な味に感じられる。風味をひきだすため、ゆっくり調理することが必須である。

材料 [12人分]

・トマト……1.5kg
・ズッキーニ……1.5kg
・ナス……1.5kg
・ニンニク……12片
・パセリ（あるいはバジル。両方でもいい）……1束
・塩と挽きたてのコショウ……適宜
・エクストラヴァージン・オリーヴオイル……大さじ2
・飾り用に直前にみじん切りにしたパセリかバジル……適宜

作り方

●第1段階では室温で出す。

1　トマト、ズッキーニ、ナスは同量を使う。厚めにスライスする。

2　大きな深鍋に、ナス、トマト、ズッキーニの順に重ね、鍋がいっ

作り方

1　チコリの根元を切り、少し塩を入れた湯でやわらかくなるまでゆでる。湯を捨てる。

2　オーヴンを190度に予熱する。それぞれのチコリをハムで巻く。焼き皿に入れる。トマトソースをチコリの上にかける。チーズを上に散らし、バターをところどころにのせる。

3　焼き皿をオーヴンに入れて、20分間焼く。きれいな茶色の焼き色をつけるために、グリルで1分だけ仕上げをする。田舎風のパンとシンプルなグリーンサラダといっしょに出す。

春には、出盛りのアスパラガスを使って同じ料理を作ることができる。ハム1枚につき、5本程度のアスパラガス（チコリの周囲の長さとほぼ同じ）が必要だろう。

ベシャメルソースなしのチコリのハム添え

ENDIVES/CHICORY WITH HAM WITHOUT BÉCHAMEL SAUCE

これもまた、土曜日の昼食か、平日の夕食によく登場した冬の料理だ。母は野菜とタンパク質と脂肪をひと皿でとれるように工夫したのだ。しかも簡単で、他の魚料理や肉料理ほどお金もかからない。おまけに家族全員の好物だった。サラダとフルーツを添えれば、完璧な食事になる。

材料 [4人分]

・チコリ……4本
・塩……適宜
・ボイルした減塩ハム……4枚
・トマトソース……2½カップ
・スイスチーズ……60g（さいの目切り）
・パルメザンチーズ……60g
・バター……15g

作り方

1 オーヴンを190度に予熱する。焼き皿にバターを塗り、ポークチョップを入れる。

2 それぞれのチョップにクローヴを刺す。白ワイン、セロリの葉、ローリエを加え、焼き皿を予熱したオーヴンに入れる。30分間チョップを焼く。

3 ポークチョップを焼いているあいだ、フライパンで刻んだセロリをバターで5分ソテーして、スライスしたりんごを加え、ブラウンシュガーを散らす。ごく弱火で、りんごがしんなりするまで10分ほどソテーする。

4 チョップからローリエとセロリの葉をとり除き、チーズを上にかけて仕上げる。肉にたれをかけながら数分グリルで焼いて焼き色をつける。

5 セロリとりんごをいためたものを、ポークチョップのつけあわせとして皿に盛る。さらにセロリとりんごの香りをつけるために、フライパンの汁をスプーンですくって何杯か肉にかける。

この料理を生かすために、食事の最初はコンソメスープで始め、デザートはカスタードにするといい。

ポークチョップのりんご添え

PORK CHOPS WITH APPLES

わが家の果樹園にはさまざまな種類のりんごの木がたくさん植えられていて、冬じゅう食べられるぐらいたくさんの収穫があった。わたしはたいていおやつかデザートとして食べた（ドクター・ミラクルの生地のないアップルタルトのように）。だが、とても評判のいいメイン料理になるレシピをご紹介しよう。信じられないぐらい簡単で、栄養的にも完璧だ。

材料 [4人分]

・中くらいのポークチョップ……4枚
（お好みなら子牛のチョップでも代用できる）
・クローヴ……4個
・ドライな白ワインかベルモット……½カップ
・ローリエ……2枚
・セロリの茎……4本（葉がついたまま洗って細かく切る）
・バター……15g
・りんご……2個（芯を抜き、粗く刻む）
・ブラウンシュガー……大さじ1
・スイスチーズまたはヤールスバーグチーズ……100g（粗く削る）

作り方

1 テフロン加工のフライパンを中火にかけて、アーモンドを煎る。とりわけておく。

2 オリーヴオイルとバターをフライパンで熱する。フエダイを皮を上にして入れる。塩、コショウをして両面をそれぞれ4分ずつ焼く。温めた皿に魚を盛り、保温のためにアルミホイルで覆っておく。

3 レモン汁を**2**のフライパンに入れ、フライパンに残った汁と混ぜあわせる。これを魚にかけ、みじん切りのパセリと、**1**で煎ったアーモンドを散らす。ただちに食卓に出す。

フエダイのアーモンド添え

SNAPPER WITH ALMONDS

子供のときはあまり魚が好きではなかったが、ナッツは好きだった。母はどちらも栄養価が高いことを知っていたので、魚を食べさせるために、こんな料理を発明した。

材料［4人分］

・スライスしたアーモンド……50g
・オリーヴオイル……大さじ2
・バター……30g
・フエダイの切り身（アンコウ、オヒョウ、タラなどの白身魚でもいい）……4枚（皮つきで、ひと切れあたりおよそ120g）
・塩と挽きたてのコショウ……適宜
・レモン汁……1個分
・パセリのみじん切り……15g

作り方

1　大きな焼き皿の中で、粗塩、ローリエ、タイム、パセリ、ニンニク、エシャロット、黒コショウを混ぜる。その混合物の上で鴨胸肉をころがし、皮を上にして焼き皿に広げる。

2　ラップをかけて、冷蔵庫に丸一日入れておく。途中で一度ひっくり返す。

3　鴨をとりだし、余分な香辛料をとるためにふくか、水洗いする。ペーパータオルで軽く水気をふきとる（マリネに使った香辛料は捨てる）。火から10センチ離して、皮を下にして胸肉をパンに並べ、2分間グリルする。ひっくり返して、さらに3～4分グリルする。鴨の大きさと厚さによって、調理の時間を増やす必要があるかもしれない。鴨はミディアムレアがおいしい。

4　鴨をまな板にとりだして、2～3分寝かせる。斜めに薄くスライスして、食卓に出す。

鴨の胸肉ガスコーニュ風

DUCK BREASTS À LA GASCONNE

家ではめったに鴨の胸肉を食べなかった。というのは、大半の人たちのように、たいてい鴨は丸ごと買い、わが家風の鴨のローストを作ったからだ。しかし、伯父のシャルルがスパのお客のために、比較的脂肪の少ない胸肉だけを使った別のレシピを考えついた。調理に油もバターも使わず、風味を出すためにドライマリネするというものだ。ガスコーニュ風と呼んでいるのは、彼のお客をそれとなくからかっているのだ。大半のお客が裕福なパリ生まれで、フランス南西部にある鴨とその偉大な鴨料理で知られるガスコーニュ地方には来たことがなかった。おかげで、この比較的軽い料理を味わう前に、彼らはガスコーニュ風という言葉だけで心理的に満たされたのである。

材料 [4人分]

・粗塩……少々
・砕いた乾燥ローリエの葉……少々
・砕いた乾燥タイムの葉……少々
・パセリのみじん切り……小さじ1
・ニンニク……2片（皮をむき、スライスする）
・細かく切ったエシャロット……小さじ½
・粗くつぶした黒コショウ……8粒
・鴨胸肉……4枚

作り方

1　オレンジの皮をむき、果肉だけを切りとる。

2　ディジョン・マスタードを赤ワインビネガーとオリーヴオイルに混ぜて、ドレッシングを作る。

3　ベビーリーフ、エシャロット、インゲン、オレンジのスライスをドレッシングとあえる。それぞれの皿に盛りつける。

4　鴨の胸肉を1センチの細さに斜めに切り、サラダの上に並べる。胸肉にオリーヴオイルを少々ふりかける。オリーヴのパンといっしょに出す。

オレンジ風味の鴨のサラダ

SALAD OF DUCK À L'ORANGE

　冷蔵庫に入れておいた鴨の胸肉ガスコーニュ風（P.285）の残りを使う。

材料 [4人分]

・オレンジ……2個
・ベビーリーフ……250g
・刻んだエシャロット……小さじ2
・筋をとり、ゆでたインゲン……250g
・鴨胸肉をグリルしたもの……2枚
（サラダを準備しているあいだに室温に戻す）
・オリーヴオイル……ふりかける分少々

ドレッシング
・ディジョン・マスタード……小さじ1
・赤ワインビネガー……大さじ3
・オリーヴオイル……大さじ6

作り方

1 塩を入れた湯で、タリアテッレをアルデンテにゆでる。

2 パスタをゆでているあいだに、レモンの皮をすりおろし、レモンを搾って果汁をとっておく。

3 ソースパンにオリーヴオイルを熱し、**2**ですりおろしたレモンの皮を入れ、とろ火で2分間温める。生クリームを加え、煮立たせる。とっておいたレモン汁を入れて、もう一度煮立たせる。

4 クリームにとろみがつきはじめたら、パルメザンチーズを加え、塩、コショウをして、よくかき混ぜ、さらに1分煮る。湯切りした**1**のパスタを加え、ソースをからめる。ただちに食卓に出す。

パスタは体にいいが、大量にメイン料理として食べるべきではない。トマトソースにリコッタチーズ、ツナ、あるいは子牛か何かの肉を少し加えてみよう。少なめでも、もっとボリュームがあるように感じられるだろう。フランス人はパスタが好きだが、脂肪分が少ないもののほうを好む。よく作られるのは、タマネギとタイムを入れたトマトソースか、ニンニクと松の実を加えたバジルソースのものだ。どちらのソースも、1人あたり大さじ1杯のオリーヴオイルが入っていて、パスタをゆでた湯を大さじ2 ～ 3杯加えると、よりしっとりした味わいになる。イタリアでのように、パルメザンチーズを控えめにふりかけるといい。このパスタの量は1人あたり85gだが、このあとに魚または肉料理をとる。

レモン風味のタリアテッレ

TAGLIATELLE WITH LEMON

パスタのない人生?　そんな考えは捨てなさい。フランスではじゃがいものほうがもっと頻繁に登場する炭水化物であり、パスタはそもそもフランスのものではない。しかし、アルザスでは、パスタは魚からジビエまで、さまざまな料理といっしょに出され、たいていの場合、イタリアのピエモンテ地方の重いソースとあわせる。ただし量には注意を!

材料 [4人分]

・タリアテッレ……340g
・レモン……4個
・オリーヴオイル……大さじ1
・生クリーム……180g
・パルメザンチーズ……120g
・塩と挽きたてのコショウ……適宜

作り方

1 大ぶりの厚底のソースパンで牛乳を沸かす。砂糖65gとヴァニラエッセンスを入れる。蓋をして、火からおろす。

2 卵を白身と黄身にわけ、黄身をボウルに入れておく。

3 もうひとつのボウルで、塩を加えた白身を泡立て、砂糖大さじ1を少しずつ加えていく。白身がツンと角が立つまで泡立てる（電動ミキサーがあると便利だ）。

4 **1**の牛乳が入っているソースパンをまた火にかけて沸騰させ、火を弱火にする。

5 スプーンで白身をすくって、牛乳の中に落とす。弱火で2分煮て、そっとひっくり返してさらに2分煮る。とりだして、乾いたタオルの上で水分を切る。さましてから、皿に並べてラップをし、食卓に出すまで冷蔵庫に入れておく。

6 卵の黄身の入っているボウルに、残りの砂糖65gを少しずつ入れて、中身が薄い黄色になり、リボンのようになるまで泡立てる。少しずつ、熱い牛乳を流し入れて（ラム酒を大さじ1加えてもよい）、スクランブルエッグのようにならないようにゆっくりと黄身を温めていく。できたカスタードを深皿で冷やす。

7 デザートを出すときになったら、カスタードの上に**5**の卵の白身をのせる。ココアパウダーの入ったボウルを添え、客がそれぞれ白身にふりかける。（子供たちは好きな量だけふりかけてもいいと言われたものだ！）

ココアパウダーをふりかけた浮島《イル・フロッタント》

FLOATING ISLAND WITH A DOSE OF COCOA POWDER

フランス人はめったに朝食に卵を食べないし、牛乳だけを飲むこともないが、ソースやデザートでその両方をたっぷり摂取している（もちろん、卵はオムレツにして食べるが、昼食か夕食に出される）。これは濃厚なデザートによくあるように、脂肪分が高いということもない。なぜなら卵の構成成分は、ほとんど白身ばかりだからだ。魅力的で、おいしく、簡単なデザートである。

材料 [4 ～ 6人分]

・牛乳……3カップ
・砂糖……130gと大さじ1
・ヴァニラエッセンス……小さじ1
・卵……4個
・塩……小さじ¼
・ふりかけるためのココアパウダー
（あるいはダークチョコレートを削ったもの）……適宜

作り方

1　ベイキングシートにクルミを並べ、120度のオーヴンで5分ほど香りが出るまで焼く。とりよけておく。

2　りんごを洗って芯をくり抜き、焼き皿に並べる。バター、砂糖とシナモンの混合物、焼いたクルミを混ぜる。

3　**2**で混ぜたものを4等分して、りんごの芯をくり抜いた場所にそれぞれ詰める。焼き皿に水を注ぐ。

4　190度でりんごを30分焼き、温かいうちに出す。もう少し華やかにしたければ、食卓に出す直前に小さじ1のヘビークリームをりんごにかけ、色を添えるためにミントの葉を飾るか、わきにエディブルフラワーを添えてもいい。

焼きりんご

BAKED APPLES

懐かしい昔、秋はわが家の果樹園からりんごとナッツがどっさり獲れる季節だった。幸い、母はそれらを利用する方法を数えきれないほど知っていた。干からびたり傷んだりしないうちに、新鮮なりんごにかぶりつくのは、秋という季節のすばらしい喜びのひとつだった。食事のあとのおいしいりんごの歯ごたえは、その前の食事の舌触りとすばらしい対比をなすだろう。覚えておいていただきたいのは、満足するためには胃袋だけではなく、口も重要な働きをしていることだ。衝動的に食べることは、ときに実際の空腹感よりも、たんに口にものを入れて噛みたいという精神的な欲求のせいである場合がある。さらに、りんごはカロリーを計算するのも楽である。

材料 [4 ～ 6人分]

・刻んだクルミ……30g
・りんご……4個
・バター……60g
・砂糖大さじ4にシナモン小さじ½を混ぜたもの
・水……大さじ2

作り方

1 ソースパンに入れた牛乳を中火にかけて、縁にあぶくが現れ、表面から湯気が出るまで温める。

2 温かい牛乳を大きなボウルに入れて、温度が調理用温度計で43～46度になるまでさます。温度計がなければ、地元の人がやっているようにしよう。すなわち、温かい牛乳の中に20秒間人差し指を入れられれば、ちょうどいい温度だということだ。

3 プレーンヨーグルトか市販のスターター用種菌を小さなボウルに入れて、温めた牛乳を少し加え、よく混ざるまでかき回す。それを大きなボウルに⅓ずつ戻し、そのたびによくかき混ぜる。最後にかき混ぜるときには、すべてがよく混じりあっているかを確認する。厚手のタオルで覆い、暖かい場所に6～8時間、またはひと晩置いておく。

4 できあがったら、ボウルにラップをし、8時間冷蔵庫で冷やしてから食卓に出す。もっと濃厚なヨーグルトがお好みなら、冷やしたヨーグルトをボウルの上に置いたモスリンの袋かチーズクロスで漉《こ》す。

自家製ヨーグルト

HOMEMADE YOGURT

材料 [4 ～ 6人分]

・牛乳……5カップ

・プレーンヨーグルトまたは市販のスターター用種菌
……大さじ2
（自然食品店で入手可能）

作り方

1 野菜の皮をむく。じゃがいもとキャベツをさいの目に切る。ポロネギをていねいに洗い、斜め切りにする。人参とセロリも同様に薄く切り、タマネギを4つ割りにする。用意した野菜はおよそ10カップ分ぐらいになる。同量の水を用意する。

2 すべての野菜を深鍋に入れる。挽きたてのコショウで風味をつけ、塩、タイム、ローリエ、パセリを加え、野菜とよく混ぜあわせる。**1**で用意した水を加え、蓋をして、ゆっくりと煮立たせる。火を弱め、1時間半ぐつぐつ煮る。

3 ローリエをとり除いて捨て、野菜をざるにあげる。野菜の煮汁はとっておく。フードミルで野菜をピューレ状にして、必要なら煮汁を使って薄める。それをまた温めて沸騰させる。塩、コショウで味をととのえ食卓に出す。

秋の終わりには、庭にある最後のトマトを加えたし、冬のさなかだと、セルリアック（根セロリ）を半分加えたが、何でも好きなものを加えてかまわない。ハーブも同様である——好みにあわせてほしい。

基本の野菜スープ

BASIC VEGETABLE SOUP

母はあらゆる野菜を水で煮た。じゃがいもは必ず入っていたが、他の野菜の選択はたいてい家にあるかどうかで決まった。

材料［8人分］

・じゃがいも……2個（それぞれ120g程度）
・キャベツ……小さめのもの1個
・ポロネギ……2本
・人参……2本
・葉つきのセロリの茎……2本
・タマネギ……中くらいのサイズのもの2個
・挽きたてのコショウ……適宜
・塩……小さじ2
・乾燥タイム……小さじ½
・ローリエ……2枚
・パセリ……小さな束ひとつ

作り方

1　低脂肪牛乳1¾カップに細かく砕いたアーモンドを混ぜ、30分寝かせて風味を出す。混ぜてからふるいにかけ、ビターアーモンドエッセンスを加える。

2　サヤインゲンを洗って、塩を少々入れた湯で8分ゆでる。湯を捨て、冷水ですすぐ。残りの牛乳1¼カップを加えてフードプロセッサーでピューレ状にする。赤ワインビネガーを加え、味をととのえる。

3　マンゴーの皮をむいて切り、ライムジュースといっしょにフードプロセッサーでピューレ状にして、ナツメグを少々加える。

4　**1**と**2**を混ぜ、スープ皿によそって室温で出す。**3**をスープの表面に垂らし、塩、コショウで味をととのえる。

＊注意　**1**から**3**までは前もって準備ができる。もう少し濃度を薄くするには、アーモンドを減らし牛乳を増やすか、牛乳を半量にして残りの半量は水にする。

エキゾチックなスープ

SOUPE EXOTIQUE

材料［4人分］

- 低脂肪牛乳……3カップ
- 細かく砕いたアーモンド……100g
- ビターアーモンドエッセンス……小さじ¼
- サヤインゲン……450g
- 赤ワインビネガー……大さじ1
- 完熟マンゴー……½個
- フレッシュライムジュース……大さじ1½
- ナツメグ……適宜
- 塩と挽きたてのコショウ……適宜

簡単に手早くできる人参スープ

QUICK AND EASY CARROT SOUP

材料［4人分］

・中くらいのサイズの人参……10本

・砂糖……少々

・塩……適宜

・挽きたてのコショウ……適宜

・バター……15g

・飾り用の生のディルあるいはコリアンダー……適宜

作り方

1 人参を同量の水といっしょに鍋に入れ、15分ほど固めにゆでる。

2 スープごとフードプロセッサーでピューレ状にする。砂糖、塩、コショウで味をととのえる。食卓に出す直前に、バターを少々落とし、ディルかコリアンダーを飾る。

じゃがいもとキャビア

CHARLOTTE POTATOES AND CAVIAR

キャビアは高価だが、少量でじゃがいもをぐんとドレスアップすることができて、不意の来客には便利だ。イクラで代用することもできるし、たんに刻んだチャイブを使ってもいい。

材料［4人分］

・小ぶりのじゃがいも……4個
・生クリーム……170g
・塩と挽きたてのコショウ……適宜
・キャビア……120g

作り方

1 じゃがいもを洗い、薄い塩水で柔らかくなるまでゆでるが、つぶれないようにする。水を捨てて、2.5センチの厚さに切る。

2 生クリームに塩とコショウで味つけして、じゃがいものスライスにのせる。キャビアを飾る。すぐに食卓に出す。

材料［4人分］

- チキンの胸肉……4枚（皮と骨のついたもの）
- 塩と挽きたてのコショウ……適宜
- チャービル、タラゴン、タイム（好みで）
- エシャロット……1本（4つ割りにしたもの）
- シャンパン……1¼カップ

作り方

1 チキンの胸肉を焼き皿に入れて、塩、コショウをする。半量のシャンパンを胸肉に注ぐ。それぞれの胸肉に切れ目を入れ、エシャロットをひとつずつ差しこむ。

2 焼き皿をグリルに入れ、チキンの皮側を3分あぶり、皮にきれいな焼き色をつける。ひっくり返して、反対側を5分焼く。

3 グリルからチキンをとりだし、焼き皿にたまった肉汁をかけ、残りのシャンパンを注ぐ。オーヴンの温度を220度にして、チキンに1～2度肉汁をかけながら、30分焼く。

4 ブラウンライスの上に盛りつける。ソテーしたマッシュルームを添えると味わいがぐんと増すし、シャンパンにとてもマッチする（オリーヴオイルを少量入れて温めたフライパンに、刻んだマッシュルームを入れて、数分いためる。レモン汁を数滴加え、刻んだセージを加え、塩、コショウ、バター15gで味をととのえる）。肉とライスの上に、チキンの肉汁をかける。ボトルに残ったシャンパン（およそ6杯分）を食事といっしょに出す。

チキンのシャンパン煮

CHICKEN AU CHAMPAGNE

まず最初に、できる限り味がよくて新鮮なチキンを見つける。以前よりも、有機飼育で放し飼いの鶏が簡単に入手できるようになっている。

シャンパンについては、ヴーヴ・クリコ・イエローラベル・ブリュットをお勧めしたい。さて、ここで但し書きをしておこう。わたしはヴーヴ・クリコの豊かでコクがあるスタイルと品質に心酔している。世界ではたくさんのおいしいスパークリングワインが作られているが、フランスのシャンパンとは同じ味わいではない。さらにシャンパンですら、使われているブドウの品種、作り方、熟成によって、さまざまな種類がある。

シャンパンは料理に（あるいは飲むのに）向いているふたつのたのもしい特性を持っている。まずひとつは辛口であること。シャンパンは酸味の強い、ドライなワインだ。チキンとあわせる場合、甘みは必要ないので、辛口（ブリュット）のシャンパンがいちばん向いている。第二に、ワインはチキンにすばらしい香りを与える。ヴーヴ・クリコは、赤ブドウ（ピノ・ノワールとピノ・ムニエ）におよそ3分の1のシャルドネを加えて作られているので、その豊かでコクがある華やかな香りがすばらしい。

作り方

1　牛乳、砂糖、塩少々をソースパンに入れて、弱火で沸騰させる。ライスを加えて、ときどきかき回して、牛乳がライスに吸いこまれてしまうまで20分間煮る（べとついてしまったら、少し牛乳を足して、なめらかにしよう）。ヴァニラエッセンスを入れる。

2　ライスプディングを4つの型にスプーンで入れ、チョコレート片をライスの中央に押しこむ。室温で放置する。チョコレートがゆっくりと溶けていき、プディングと混じりあっていくだろう。

チョコレートライス・プディング

CHOCOLATE RICE PUDDING

この非の打ち所のない心安らぐ食べ物は、お客さまが到着する前に手早く簡単に作っておいて、デザートの時間までカウンターに置いておけるすばらしい冬のデザートである。

材料 [4人分]

・牛乳……2½カップ
・砂糖……50g
・塩……少々
・ライス……1カップ
（できたらリゾット用のイタリアのアルボリオライス）
・ヴァニラエッセンス……小さじ½
・ダークチョコレート（カカオ80パーセントのものが望ましい）
……85g（小さく砕く）

作り方

1　チョコレートを中温で湯煎する。

2　卵の白身に塩少々を入れ、角が立つまで泡立てる。

3　1で溶かしたチョコレートに卵の黄身を混ぜあわせる。コーヒーを入れる。それを白身の⅓の中に静かに混ぜこみ、さらに残りの白身を混ぜる。

4　3を4つの型に流しこみ、ラップをする。冷蔵庫で4時間冷やして出す。

チョコレートエスプレッソのスフレ

CHOCOLATE-ESPRESSO
FAUX SOUFFLÉS

　スフレはテクニックさえ覚え、多少練習をすれば簡単に作れる。だが、お客さまの注目と時間を必要とするので、もてなすときにはあまり実際的ではない。さらに、スフレを落とすという恐怖は危険を冒す価値がない。ここでは前もって用意しておける、おいしくて印象的な冷たいスフレのレシピをご紹介しておこう。

材料 [4人分]

・ダークチョコレート（カカオ70パーセント以上）……250g
・卵の白身……4個分
・塩……少々
・卵の黄身……4個分
・濃いエスプレッソコーヒー……大さじ2

作り方

1　チョコレートを中火で湯煎する。

2　**1**で溶かしたチョコレートに砂糖を加える。よくかき混ぜ、一度にひとつずつ卵の黄身を加えていく。

3　卵の白身を角がしっかり立つまで泡立てる。白身を**2**のチョコレートの中に加え、よく混ぜあわせる。

4　**3**のムースをボウルに入れ、ラップをかけて、ひと晩冷蔵庫に入れる。

ムース・オ・ショコラ

MOUSSE AU CHOCOLAT

わが家には少なくとも1ダースのチョコレートムースのレシピがある。どれもおいしいが、これはまさに純正のチョコレートムースで、わたしのいちばんのお気に入りである。バターなし、コーヒーなし、砂糖もごく少量、黄身よりも白身を多く使うのでふんわりしたムースになる。こってりした食事のあとでは申し分のないデザートだ。

材料 [6人分（1人あたり½カップ）]

・ダークチョコレート（カカオ80パーセントが望ましい）
……125g

・砂糖……大さじ1

・卵の黄身……3個分

・卵の白身……5個分

作り方

1　卵と水を混ぜあわせる。

2　ヨーグルトとオリーヴオイルをなめらかになるまで泡立てる。強力粉、砂糖、塩、ベーキングパウダーを混ぜる。中央をくぼませて、ヨーグルトとオリーヴオイルを混ぜたものを注ぐ。指先を使い、生地が均一になるまで混ぜる。べたつかず、なめらかになるまで生地をこねる。

3　オーヴンを200度に予熱する。12個のロールを作り、ベーキングシートに並べる。**1**を刷毛で塗り、ケシの実を散らす。鋭いナイフを使い、それぞれのロールの上にバツ印の切れ込みを入れる。予熱したオーヴンで30分ほど、ロールがきつね色になるまで焼く。温かいうちでもおいしいが、もちろん室温にさましてから食卓に出してもいい。

ケシの実入りロール

POPPY SEED ROLLS

驚くべきことに、わたしの母もバーサ伯母も、レシピや料理本を見たことがなかった。それでも、このレシピ（わたしが母やバーサ伯母のやり方から目で見て覚えているものからまとめた）はすばらしく、バーサ伯母のロールよりもおいしいものはこれまで食べたことがないと断言できる。ケシの実をクミンに代えれば、アルザスのレシピになる。

材料 [12個分]

・卵……1個
・水……大さじ1
・プレーンヨーグルト……1¾カップ（P.295参照。買うのなら、糖分や添加物が入っていないことを確かめる）
・オリーヴオイル……大さじ4
・ふるいにかけていない強力粉……3カップ
・砂糖……大さじ2
・塩……小さじ1
・ベーキングパウダー……大さじ1
・ケシの実……小さじ1

訳者あとがき

本書は、二〇〇五年に『フランス女性は太らない』のタイトルで出版されたのち、二〇一三年に同タイトルで文庫化された本の新装版である。

二〇〇五年の単行本のあとがきにはこんなふうに書いた。

「どんな女性でも、ダイエットを頭の隅で考えているのではないだろうか。実践するかどうかはともかく、もう少しあそこの贅肉が落ちれば、ああ、太腿が、二の腕があとちょっぴり細ければ……などと、ちらりと脳裏をよぎることがきっとあるはずだ」

たしかに、そのとおり。より美しく服を着こなしたい、という思いは誰にでもあると思う。しかし、あとがきの先を読んで、二〇年近い歳月の流れをしみじみと感じないわけにいかなかった。

「体重にはさほど表れていないが、いつのまにか微妙に余分な脂肪がついて、服の中で体が泳がなくなっている」ことがある、と書いているではないか。

いやはや、二〇年前は服の中で体が泳ぐような着こなしをめざしていたとは夢のようだ。

二〇一九年末からコロナが流行し、ただでさえ自宅にこもってする仕事なのに、誰とも会わなくなり、外出もとだえ、ジムも感染を恐れて行かなくなった。あまりにもつまらないので暴飲暴食にふけり、不規則な生活をしていたら、あっという間に体重が増えてしまったのだ。さらに恐ろしいことに、それがなかなか減らなくなった。そのため、減らそうとする努力も放棄してしまった。家にいれば、だぼっとした楽な服しか着ないし、人とも会わないので、あまり問題にもならなかったのだ。

しかし先日、必要に迫られて、ひさびさにコロナ以前の外出着を取り出して着てみたとたん、愕然とした。服の中で体が泳ぐどころか、シルクのワンピースが胴体にぐいぐい食いこみ、まさにひもで縛ってつるされた焼き豚を連想させたのである。悲鳴をあげて、すぐに服を脱ぎ捨てたのは言うまでもない。

そんな状態のまま、二〇年ぶりにフランス旅行に出発した。「焼き豚」のイメージが頭にこびりついて警戒警報が鳴っていたものの、毎日、フランスの美食を楽しみ、ブルゴーニュワインをたらふく飲んだ。旅の後半は持っていったスカートがきつくなってジッパーが上がらなくなり、さすがにまずい、と思いはじめたときに、本書の企画がメールされてきた。なんというタイミングだろうか。しかも、スリムでスタイルのいいフランス女性を街で目にして、劣等感を覚えはじめていたところだった。

というわけで、帰国してゲラに赤を入れながら、今、改めてミレイユの教えを一から学び直しているところだ。ありがたいことに、ミレイユの提唱するのは、水をたっぷりとり、頭を使って自分の「敵」を見つけ、その「敵」の量を減らし、できるだけ歩き、できるだけ階段を使う、というように、すぐに実践できることばかりだ。そして、食べすぎたときはただちに「調整」する。たとえば、カロリーをとりすぎたときは、翌日、翌々日は野菜中心のメニューにして、その週はカロリーを控えめにするとかだ。

コロナ以降、「調整」をころっと忘れ、「敵」と仲良くしすぎたのが体重激増の原因だったのだろう。さらに、ミレイユが設定している年代区分が二〇年のうちにひとつ上がってしまい、代謝が悪くなったことも大きく影響していると思う。その現実をしっかり自覚して、運動をコツコツ続け、食生活を見直すべきだった。反省しきりである。

それでも、いろいろなものを少しずつ食べる、というミレイユの教えに従い、毎回の食事で超満腹にならないように努め、ワインを適量にし、「ごほうび」と称して夜中にビールを飲んでポテトチップスを食べる悪習慣をやめただけでも、少し体重は減った。今は自分の食事の適量を知り、「敵」をどうやって遠ざけるか探っているところだ。さらに、ふと気づくと数日間、一歩も外に出ていない、という怠惰な生活を見直し、できるだけ歩くことにした。

この本のポリシーは「食べ物やワインを心から楽しみながらダイエットをする」ということなので、わたしのようにつらいこと、面倒なことが嫌いな方、おいしいものやワイン、シャンパンに目がない方にはぴったりだと思う。これこれをしなくてはならない、これは絶対禁止だ、という杓子定規なやり方ではなく、個人のライフスタイルにあわせて、居心地よく無理なく続けられる作戦を立てる、というスタンスもすばらしい。体重計に毎日に乗る必要はなく、服でダイエットの成果を確認しよう、というのも理にかなっていると思う。わたしの場合、増えた体重以上に体に脂肪がついた気がする。もう少し成果が出たら、またコロナ以前の服を試着してみるつもりだ。いや、それを目標にしたい。
おまけに時間に追われて食事作りが大変だと感じている人にも役立ちそうな、簡単にできるレシピもたくさんついているので、ぜひ参考にしていただきたい。何品か作ってみたが、簡単でおいしく、ふだんの食卓が華やぐレシピばかりだった。しかも、いったんまとめて作ったものを別の料理として仕立て直し、再びテーブルに出すことまで提案されていて、時間がないときはありがたい。材料がすべてそろわなくても、それは適当に手元にあるもので代用してもかまわないと思う。

ミレイユ・ジュリアーノは二〇〇五年に本書を出版したときは、名門シャンパーヌ・メゾン〈ヴーヴ・クリコ〉の米国現地法人〈クリコ〉社の社長兼CEOとして活躍していた。その後、二〇〇六年に『フランス女性の12か月』を出版後にクリコ社を退職し、現在は文筆家として活動している。これまでに『フランス女性の働き方』（二〇〇九年）、The French Women Don't Get Fat Cookbook（二〇一〇年）というレシピ本、『フランス人の40歳からの生きる姿勢』（二〇一三年）、Meet Paris Oyster: A Love Affair with the Perfect Food（二〇一四年）を出版している。現在は七十八歳になり、パリのおいしいレストランなどについてブログで発信しているようだ。

二〇年ぶりに本書を読み返してみて、二〇年前とはまた別の視点で、今、自分に必要なことを確認できた。恥ずかしいことに細かい部分は忘れていたので、この本はずっと手元において、折にふれて読み返すべき本だと一読者として確信した。ミレイユ流のすてきな暮らし方によって、あなたの人生がますます美しく輝くために、この書籍がお役に立つことを祈っている。

羽田詩津子

二〇二四年一一月

本書は、『フランス女性は太らない』（二〇〇五年六月単行本、
二〇一三年二月文庫本）を改題・再編集したものです。

日経ビジネス人文庫

フランス人《じん》はなぜ好《す》きなものを食《た》べて太《ふと》らないのか

2024年12月 2 日 第1刷発行
2025年 2 月18日 第5刷

著者
ミレイユ・ジュリアーノ

訳者
羽田詩津子
はた・しずこ

発行者
中川ヒロミ

発行
株式会社日経BP
日本経済新聞出版

発売
株式会社日経BPマーケティング
〒105-8308 東京都港区虎ノ門4-3-12

ブックデザイン
漆原悠一(tento)

本文DTP
マーリンクレイン

印刷・製本
中央精版印刷

Printed in Japan ISBN978-4-296-12172-4